Série Concursos Médicos

Saúde coletiva e
atenção primária à saúde

Série Concursos Médicos

Saúde coletiva e atenção primária à saúde

Clínica médica

Ginecologia e obstetrícia

Cirurgia

Pediatria

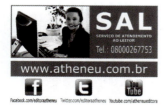

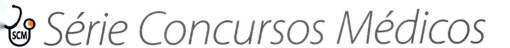

Série Concursos Médicos

Saúde coletiva e atenção primária à saúde

Coordenador da Série

Irineu Francisco Delfino Silva Massaia

Doutor em Patologia pela Universidade de São Paulo (USP). Professor Adjunto e Membro do Colegiado Superior da Faculdade de Ciências Médicas da Santa Casa de São Paulo (FCMSCSP). Infectologista do Hospital Samaritano de São Paulo. Coordenador da Clínica Médica e da Residência em Clínica Médica dos Hospitais Estaduais Vila Alpina e Sapopemba. Especialista em Administração Hospitalar e Sistemas de Saúde pela Fundação Getulio Vargas (FGV). Ex-Vice-Presidente da Comissão de Residência Médica (COREME) da Irmandade da Santa Casa de Misericórdia de São Paulo (ISCMSP). Ex-Diretor do Departamento de Medicina do Serviço de Controle de Infecção Hospitalar e Superintendente da ISCMSP. Ex-Presidente da COREME da Santa Casa de São Paulo.

Editor do Volume

Nivaldo Carneiro Junior

Médico Sanitarista. Doutor em Medicina Preventiva pela Universidade de São Paulo (USP). Professor do Departamento de Saúde Coletiva da Faculdade de Ciências Médicas da Santa Casa de São Paulo (FCMSCSP). Docente do Programa de Pós-Graduação em Saúde Coletiva da FCMSCSP. Professor do Departamento de Saúde da Coletividade da Faculdade de Medicina do ABC (FMABC). Ex-Diretor do Centro de Saúde Escola Barra Funda Dr. Alexandre Vranjac da Irmandade da Santa Casa de Misericórdia de São Paulo (ISCMSP).

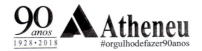

EDITORA ATHENEU

São Paulo —	*Rua Jesuíno Pascoal, 30*
	Tel.: (11) 2858-8750
	Fax: (11) 2858-8766
	E-mail: atheneu@atheneu.com.br
Rio de Janeiro —	*Rua Bambina, 74*
	Tel.: (21)3094-1295
	Fax: (21)3094-1284
	E-mail: atheneu@atheneu.com.br
Belo Horizonte —	*Rua Domingos Vieira, 319 — conj. 1.104*

PRODUÇÃO EDITORIAL: *Carol Vieira e Villa d'Artes Soluções Gráficas*
CAPA: *Equipe Atheneu*

CIP-BRASIL. CATALOGAÇÃO NA PUBLICAÇÃO
SINDICATO NACIONAL DOS EDITORES DE LIVROS, RJ

S272

Saúde coletiva e atenção primária à saúde / coordenação Irineu Francisco Delfino Silva Massaia , Nivaldo Pereira Junior. - 1. ed. - Rio de Janeiro : Atheneu, 2018.
    : il.   (Concursos médicos)

    Inclui bibliografia
    ISBN 978-85-388-0868-8

    1. Sistema Único de Saúde (Brasil) - Problemas, questões e exercícios. 2. Saúde pública - Legislação - Brasil - Problemas, questões, exercícios. 3. Política de saúde Brasil - Problemas, questões, exercícios. 4. Serviço público - Brasil - Concursos. I. Massaia, Irineu Francisco Delfino Silva. II. Pereira Junior, Nivaldo. III. Série.

18-47933	CDD: 614.076
	CDU: 614(81)

MASSAIA, IFDS
SÉRIE CONCURSOS MÉDICOS
SAÚDE COLETIVA E ATENÇÃO PRIMÁRIA À SAÚDE

©*Direitos reservados à EDITORA ATHENEU – São Paulo, Rio de Janeiro, Belo Horizonte, 2018.*

In memoriam à Professora Doutora Regina Maria Giffoni Marsiglia

Colaboradores

Andrea de Luna Freire Carvalho

Cirurgiã-dentista graduada pela Universidade do Grande Rio (Unigranrio). MBA em Gestão de Serviços de Saúde pela Universidade Gama Filho (UGF). Mestre em Saúde Coletiva pela Faculdade de Ciências Médicas da Santa Casa de São Paulo (FCMSCSP). Atua na área de Saúde Suplementar desde 1996 e na coordenação de programas filantrópicos na Zona Leste da cidade de São Paulo desde 2009.

Camila Gonçalves Sátolo

Graduada em Medicina pela Faculdade de Ciências Médicas da Santa Casa de São Paulo (FCMSCSP). Especialista pelo Programa de Residência em Medicina de Família e Comunidade da Irmandade da Santa Casa de Misericórdia de São Paulo (ISCMSP). Trabalhou no Centro de Saúde Escola Barra Funda Dr. Alexandre Vranjac da ISCMSP.

Carla Gianna Luppi

Graduada em Medicina pela Faculdade de Ciências Médicas da Santa Casa de São Paulo (FCMSCSP). Mestre e Doutora em Medicina Preventiva pela Universidade de São Paulo (USP). Professora do Departamento de Medicina Preventiva da Universidade Federal de São Paulo (Unifesp). Docente do Programa de Pós-Graduação em Saúde Coletiva da FCMSCSP. Ex-Diretora do Centro de Saúde Escola Barra Funda Dr. Alexandre Vranjac da Irmandade da Santa Casa de Misericórdia de São Paulo (ISCMSP).

Cássio Silveira

Graduado em Ciências Sociais pela Pontifícia Universidade Católica de São Paulo (PUC-SP). Mestre em Ciências Sociais pela PUC-SP. Doutor em Saúde Pública pela Universidade de São Paulo (USP). Professor do Departamento de Saúde Coletiva da Faculdade de Ciências Médicas da Santa Casa de São Paulo (FCMSCSP). Professor do Departamento de Medicina Preventiva da Universidade Federal de São Paulo (Unifesp). Docente dos Programas de Pós-Graduação em Saúde Coletiva da FCMSCSP e da Unifesp.

Christiane Herold de Jesus

Enfermeira. Mestre em Saúde Coletiva pela Faculdade de Ciências Médicas da Santa Casa de São Paulo (FCMSCSP). Especialista em Gerenciamento de Unidades do Sistema Único de Saúde (SUS) pela Faculdade de Saúde Pública da Universidade de São Paulo (USP). Especialista em Enfermagem em Saúde Pública pela Escola Paulista de Medicina da Universidade Federal de São Paulo (EPM/Unifesp). Enfermeira Chefe do Centro de Saúde Escola Barra Funda Dr. Alexandre Vranjac da Irmandade da Santa Casa de Misericórdia de São Paulo (ISCMSP).

Danielle Bivanco-Lima

Médica graduada pela Faculdade de Ciências Médicas da Santa Casa de São Paulo (FCMSCSP). Especialista em Clínica Médica pelo Programa de Residência Médica da Irmandade da Santa Casa de Misericórdia de São Paulo (ISCMSP). e do Hospital das Clínicas da Faculdade de Medicina da Universidade de São Paulo (HCFMUSP). Doutora em Ciências da Saúde pela Universidade de São Paulo (USP). Professora do Departamento de Saúde Coletiva da FCMSCSP. Docente do Programa de Pós-Graduação em Saúde Coletiva da FCMSCSP. Ex-Diretora do Centro de Saúde Escola Barra Funda Dr. Alexandre Vranjac da ISCMSP.

Denise Perroud

Assistente Social. Especialista em Gestão Pública em Saúde pela Faculdade de Ciências Médicas da Santa Casa de São Paulo (FCMSCSP). Mestre em Serviço Social pela Pontifícia Universidade Católica de São Paulo (PUC-SP). Assistente Social do Centro de Saúde Escola Barra Funda Dr. Alexandre Vranjac da Irmandade da Santa Casa de Misericórdia de São Paulo (ISCMSP).

Fernanda Tavares de Mello Abdalla

Enfermeira na Área de Saúde da Família do Centro de Saúde Escola Barra Funda Dr. Alexandre Vranjac da da Irmandade da Santa Casa de Misericórdia de São Paulo (ISCMSP). Mestre e Doutora em Enfermagem em Saúde Coletiva pela Escola de Enfermagem da Universidade de São Paulo (EEUSP).

Flávia Souza e Silva de Almeida

Médica. Especialista em Medicina do Trabalho pelo Programa de Residência Médica em Medicina do Trabalho da Irmandade da Santa Casa de Misericórdia de São Paulo (ISCMSP). Mestre em Saúde Coletiva pela Faculdade de Ciências Médicas da Santa Casa de São Paulo (FCMSCSP). Coordenadora do Curso de Especialização em Medicina do Trabalho da FCMSCSP. Professora do Departamento de Saúde Coletiva da FCMSCSP.

Hélio Neves

Graduado em Medicina pela Faculdade de Medicina da Universidade de São Paulo (USP). Especialista em Saúde Pública pela Faculdade de Saúde Pública da USP. Especialista em Medicina do Trabalho pela Faculdade de Ciências Médicas da Santa Casa de São Paulo (FCMSCSP). Mestre e Doutor em Saúde Pública pela Faculdade de Saúde Pública da USP.

Ione Aquemi Guibu

Médica Sanitarista. Mestre em Medicina Preventiva pela Universidade de São Paulo (USP). Professora do Departamento de Saúde Coletiva da Faculdade de Ciências Médicas da Santa Casa de São Paulo (FCMSCSP). Ex-Diretora do Centro de Saúde Escola Barra Funda Dr. Alexandre Vranjac da Irmandade da Santa Casa de Misericórdia de São Paulo (ISCMSP).

Irineu Francisco Delfino Silva Massaia

Doutor em Patologia pela Universidade de São Paulo (USP). Professor Adjunto e Membro do Colegiado Superior da Faculdade de Ciências Médicas da Santa Casa de São Paulo (FCMSCSP). Infectologista do Hospital Samaritano de São Paulo. Coordenador da Clínica Médica e da Residência em Clínica Médica dos Hospitais Estaduais Vila Alpina e Sapopemba. Especialista em Administração Hospitalar e Sistemas de Saúde pela Fundação Getulio Vargas (FGV). Ex-Vice-Presidente da Comissão de Residência Médica (COREME) da Irmandade da Santa Casa de Misericórdia de São Paulo (ISCMSP). Ex-Diretor do Departamento de Medicina do Serviço de Controle de Infecção Hospitalar e Superintendente da ISCMSP. Ex-Presidente da COREME da Santa Casa de São Paulo.

Isis Marafanti

Médica Psiquiatra do Centro de Saúde Escola Barra Funda Dr. Alexandre Vranjac da Irmandade da Santa Casa de Misericórdia de São Paulo (ISCMSP). Médica Colaboradora do Núcleo de Psiquiatria Forense (NUFOR) do Instituto de Psiquiatria do Hospital das Clínicas da Faculdade de Medicina da Universidade de São Paulo (HCFMUSP).

Jeane Lima e Silva Carneiro

Graduada em Medicina pela Universidade Federal do Paraná (UFPR). Especialista em Medicina de Família e Comunidade pela Pontifícia Universidade Católica do Paraná (PUC-PR). Trabalhou no Centro de Saúde Escola da Barra Funda Dr. Alexandre Vranjac da Irmandade da Santa Casa de Misericórdia de São Paulo (ISCMSP). Atualmente atua na assistência como Médica de Família e no ensino na Universidade Nove de Julho. Mestranda pela Faculdade de Medicina da Universidade de São Paulo (FMUSP).

Jefferson Benedito Pires de Freitas

Médico Pneumologista e do Trabalho. Mestre em Saúde Pública pela Faculdade de Saúde Pública da Universidade de São Paulo (USP). Professor do Departamento de Saúde Coletiva da Faculdade de Ciências Médicas da Santa Casa de São Paulo (FCMSCSP). Médico Pneumologista do Centro de Referência em Saúde do Trabalhador da Freguesia do Ó (CRST-FÓ) da Secretaria Municipal de Saúde de São Paulo.

João Silvestre Silva-Junior

Graduado em Medicina pela Universidade de Pernambuco (UPE). Especialista em Medicina do Trabalho pela Associação Médica Brasileira (AMB) e pela Associação Nacional de Medicina do Trabalho (ANAMT). Especialista em Direito Previdenciário pela Universidade Gama Filho (UGF). Doutor e Mestre em Saúde Pública pela Universidade de São Paulo (USP). Professor do Curso de Especialização em Medicina do Trabalho da Faculdade de Ciências Médicas da Santa Casa de São Paulo (FCMSCSP) e da Faculdade de Medicina da USP. Perito Médico do Instituto Nacional do Seguro Social (INSS).

José Cássio de Moraes

Médico. Doutor em Epidemiologia pela Universidade de São Paulo (USP). Professor do Departamento de Saúde Coletiva da Faculdade de Ciências Médicas da Santa Casa de São Paulo (FCMSCSP). Docente do Programa de Pós-Graduação em Saúde Coletiva da FCMSCSP. Colaborador em Imunização da Secretaria de Estado da Saúde de São Paulo, do Ministério da Saúde e da Organização Pan-Americana de Saúde/Organização Mundial de Saúde.

José da Silva Guedes

Médico Sanitarista. Doutor em Saúde Pública pela Universidade de São Paulo (USP). Professor do Departamento de Saúde Coletiva da Faculdade de Ciências Médicas da Santa Casa de São Paulo (FCMSCSP). Docente do Programa de Pós-Graduação em Saúde Coletiva da FCMSCSP. Ex-Secretário Municipal de Saúde de São Paulo e Secretário de Estado da Saúde de São Paulo.

José Tarcísio Penteado Buschinelli

Médico do Trabalho e Farmacêutico-Bioquímico. Mestre em Saúde Pública pela Universidade de São Paulo (USP). Doutor em Toxicologia pela USP. Professor do Departamento de Saúde Coletiva da Faculdade de Ciências Médicas da Santa Casa de São Paulo (FCMSCSP). Docente do Programa de Pós-Graduação em Saúde Coletiva da FCMSCSP. Ex-Pesquisador da Fundacentro/SP.

Juliana de Carvalho Moura

Graduada em Medicina pela Universidade Federal de Pelotas (UFPel). Especialista em Medicina Preventiva e Social pela Universidade de São Paulo (USP). Mestre em Medicina Preventiva pela USP. Doutoranda do Departamento de Medicina Preventiva da Faculdade de Medicina da USP. Trabalhou no Centro de Saúde Escola Barra Funda Dr. Alexandre Vranjac da Irmandade da Santa Casa de Misericórdia de São Paulo (ISCMSP).

Karina Moraes Kiso

Médica graduada pela Faculdade de Ciências Médicas da Santa Casa de São Paulo (FCMSCSP). Farmacêutica e Bioquímica graduada pela Universidade de São Paulo (USP). Mestre em Saúde Coletiva pela FCMSCSP. Médica Assistente do Departamento de Medicina da Irmandade da Santa Casa de Misericórdia de São Paulo (ISCMSP). Professora da FCMSCSP. Ex-Diretora do Centro de Saúde Escola Barra Funda Dr. Alexandre Vranjac da ISCMSP.

Lygia Silveira

Médica Pediatra. Doutora em Pediatria pela Universidade de São Paulo (USP). Professora do Departamento de Saúde Coletiva da Faculdade de Ciências Médicas da Santa Casa de São Paulo (FCMSCSP).

Maria Carolina Pedalino Pinheiro

Médica Psiquiatra. Especialista em Psiquiatria pelo Programa de Residência Médica da Irmandade da Santa Casa de Misericórdia de São Paulo (ISCMSP). Especialista em Psiquiatria pela Associação Brasileira de Psiquiatria (ABP). Especialista em Dependência Química pela Universidade Federal de São Paulo (Unifesp). Mestre em Ciências da Saúde pela Faculdade de Ciências Médicas da Santa Casa de São Paulo (FCMSCSP). Psiquiatra do Centro de Saúde Escola Barra Funda Dr. Alexandre Vranjac da ISCMSP.

Maria Josefa Penon Rujula

Medica Pediatra e Epidemiologista. Especialista em Saúde Pública pela Faculdade de Saúde Pública da Universidade de São Paulo (USP). Doutora em Ciências da Saúde pela Faculdade de Ciências Médicas da Santa Casa de São Paulo (FCMSCSP). Professora do Departamento de Saúde Coletiva da FCMSCSP. Coordenadora do Núcleo de Epidemiologia Hospitalar da Santa Casa de São Paulo. Médica do Centro de Vigilância Epidemiológica da Secretaria de Estado da Saúde de São Paulo.

Marta Campagnoni Andrade

Médica Sanitarista. Mestre e Doutora em Medicina Preventiva pela Universidade de São Paulo (USP). Professora do Departamento de Saúde Coletiva da Faculdade de Ciências Médicas da Santa Casa de São Paulo (FCMSCSP). Ex-Diretora do Centro de Saúde Escola Barra Funda Dr. Alexandre Vranjac da Irmandade da Santa Casa de Misericórdia de São Paulo (ISCMSP). Ex-Coordenadora da Atenção Básica da Secretaria de Estado da Saúde de São Paulo.

Melina Mendonça

Graduada em Medicina pela Faculdade de Ciências Médicas da Santa Casa de São Paulo (FCMSCSP). Médica Psiquiatra pelo Programa de Residência Médica da Irmandade da Santa Casa de Misericórdia de São Paulo (ISCMSP). Médica do Centro de Saúde Escola Barra Funda Dr. Alexandre Vranjac da ISCMSP.

Nelson Ibañez

Médico Sanitarista. Doutor e Livre-Docente pela Universidade de São Paulo (USP). Professor do Departamento de Saúde Coletiva da Faculdade de Ciências Médicas da Santa Casa de São Paulo (FCMSCSP). Docente do Programa de Pós-Graduação em Saúde Coletiva da FCMSCSP. Coordenador do Laboratório de História da Ciência do Instituto Butantan da Secretaria de Estado da Saúde de São Paulo.

Osmar Mesquita de Souza Neto

Médico Otorrinolaringologista. Mestre e Doutor em Otorrinolaringologia pela Faculdade de Ciências Médicas da Santa Casa de São Paulo (FCMSCSP). Professor da FCMSCSP. Responsável pelo Ambulatório de Deficiência Auditiva da Santa Casa de São Paulo. Editor Associado (Otoneurologia) do Brazilian Journal of Otorhinolaryngology.

Patrícia Martins Montanari

Cientista Social. Mestre e Doutora em Saúde Pública pela Universidade de São Paulo (USP). Professora do Departamento de Saúde Coletiva da Faculdade de Ciências Médicas da Santa Casa de São Paulo (FCMSCSP). Docente do Programa de Pós-Graduação em Saúde Coletiva da FCMSCSP.

Paulo Artur Malvasi

Cientista Social. Doutor em Saúde Pública pela Universidade de São Paulo (USP). Professor do Departamento de Saúde Coletiva da Faculdade de Ciências Médicas da Santa Casa de São Paulo (FCMSCSP). Pesquisador do Centro Brasileiro de Análise e Planejamento (CEBRAP).

Paulo Carrara de Castro

Médico Sanitarista. Especialista em Administração Hospitalar e Sistemas de Saúde pela Fundação Getulio Vargas de São Paulo. Especialista em Medicina do Trabalho pela Faculdade de Ciências Médicas da Santa Casa de São Paulo (FCMSCSP). Mestre e Doutor em Saúde Pública pela Universidade de São Paulo (USP). Professor do Departamento de Saúde Coletiva da FCMSCSP. Docente do Programa de Pós-Graduação em Saúde Coletiva da FCMSCSP. Diretor da FCMSCSP.

Rafael Munerato

Graduado em Medicina pela Faculdade de Ciências Médicas da Santa Casa de São Paulo (FCMSCSP). Residência Médica em Clínica Médica pela Irmandade da Santa Casa de Misericórdia de São Paulo (ISCMSP). Residência Médica em Cardiologia e Especialista em Arritmia Clínica pelo Instituto do Coração (InCor) da Faculdade de Medicina da Universidade de São Paulo (FMUSP). Professor do Curso Preparatório para Prova de Título de Especialista em Cardiologia da MedCel. MBA em Gestão de Saúde pela Fundação Getulio Vargas (FGV). Coordenador do Pronto-Socorro de Cardiologia e do Pronto-Socorro de Clínica Médica do Hospital Santa Paula. Diretor Médico do Hospital Santa Paula. Diretor Médico Regional SP na DASA (Medicina Diagnóstica). Ex-Coordenador dos Hospitais Próprios da ISCMSP. Consultor em Gestão de Empreendimentos de Saúde. Consultor em Planejamento Estratégico para Hospitais e Empresas de Saúde. Membro do Conselho de Administração da MedCel.

Regina Maria Giffoni Marsiglia (*In memoriam*)

Socióloga e Assistente Social. Doutora em Ciências Políticas pela Universidade de São Paulo (USP). Professora do Departamento de Saúde Coletiva da Faculdade de Ciências Médicas da Santa Casa de São Paulo (FCMSCSP). Docente do Programa de Pós-Graduação em Saúde Coletiva da FCMSCSP. Coordenadora do Grupo de Pesquisa do CNPq "Recursos Humanos em Saúde". Professora Assistente-Doutora do Programa de Estudos de Pós-Graduados em Serviço Social do Núcleo de Estudos e Pesquisas Saúde & Sociedade da Pontifícia Universidade Católica de São Paulo (PUC-SP).

Renato Pescarolo Zan

Médico. Pediatra e Hebiatra pelo Programa de Residência Médica da Irmandade da Santa Casa de Misericórdia de São Paulo (ISCMSP). Especialista em Saúde Pública pela Universidade Mogi das Cruzes (UMC). Professor do Departamento de Saúde Coletiva da Faculdade de Ciências Médicas da Santa Casa de São Paulo (FCMSCSP).

Rozana Lazzarini

Médica Dermatologista da Clínica de Dermatologia da Irmandade da Santa Casa de Misericórdia de São Paulo (ISCMSP). Médica do Trabalho. Mestre em Ciências da Saúde pela Universidade de São Paulo (USP). Professora da Faculdade de Ciências Médicas da Santa Casa de São Paulo (FCMSCSP).

Apresentação da Série

O trabalho de diversos e importantes professores tornou marcante o ensino da medicina em São Paulo e no Brasil por diversas gerações. Ainda nos é muito viva a abordagem do processo saúde-doença a partir dos ensinamentos desses mestres. Mais do que isso, o talento e a vocação desses entusiastas da saúde arrebataram nossos corações a vivenciar a saúde em nossas especialidades. O verdadeiro professor é aquele que suscita o interesse do aluno pelo assunto.

Nosso amor pela educação em saúde culminou na cuidadosa elaboração da *Série Concursos Médicos*, que, desde os primeiros meses de 2016, começou a ser desenvolvida por renomados especialistas de todo o território nacional. Essa foi a pedra angular para os autores desta Série, colcha de retalhos multivariados, que foram além, trazendo informações completas de diversas fontes confiáveis do conhecimento vigente. Na composição deste trabalho, contamos também com um cuidado especial para tornar a aquisição do conhecimento mais prazerosa, pois buscamos uma linguagem dialógica e mais próxima de quem busca o primeiro contato com este tipo de estudo.

Esta Série conta com cinco volumes: *Saúde coletiva e atenção primária à saúde*, *Clínica médica*, *Ginecologia e obstetrícia*, *Cirurgia* e *Pediatria*; e compila os pilares das especialidades médicas, abordados nos principais concursos e provas de proficiência, com riqueza de situações e alcançando um efeito didático eficaz.

Leiam, pratiquem, passem nos concursos e sigam adiante!

Prof. Dr. Irineu Francisco Delfino Silva Massaia
Coordenador da Série

Prefácio

A Saúde Pública, enquanto campo de conhecimentos e práticas, desenvolveu-se a partir da Idade Moderna, em razão das necessidades das monarquias nacionais europeias enfrentarem suas epidemias, que ameaçavam o crescimento da população, o desenvolvimento econômico e a viabilização das grandes navegações. No final da primeira metade do século XIX, muitos médicos, filósofos e pensadores, como Rudolf Virchow e Neuman, apontaram o caráter social da medicina e da doença, ou seja, é nesse momento histórico que encontramos as origens da Medicina Social. Contudo, após as descobertas da bacteriologia, na segunda metade do século XIX, essa tendência ficou em segundo plano.

No Brasil, ao analisar as concepções e ações do Estado quanto à Saúde Pública no século XX, é possível identificar quatro fases: na primeira metade do século XX predominaram: o Sanitarismo, por meio de ações de engenharia sobre o meio e os vetores; e as Campanhas Sanitárias, cujo foco era tentar controlar as várias epidemias.

Já na segunda metade do século XX, entre 1950 e 1970, identificam-se as outras duas fases: a Medicina Preventiva e a Educação Sanitária, centradas na mudança de comportamento da população, com apoio da Organização Pan-Americana de Saúde; e a busca pela Integração entre as ações de Saúde Pública com as de Assistência Médica, durante os anos de 1980 e 1990.

No início dos anos de 1970, reunidos em torno dos Departamentos de Medicina Preventiva, e de outras denominações, como Medicina Social, Saúde Pública e Saúde Comunitária, professores, profissionais e estudantes realizaram discussões para definir as disciplinas e os conteúdos que deveriam ministrar nos cursos de graduação em Medicina e nos cursos de especialização em Saúde Pública.

Esse processo forneceu as bases conceituais para a definição do campo da Saúde Coletiva e a fundação da Associação Brasileira de Pós-Graduação em Saúde Coletiva (ABRASCO), em 1979, fato ocorrido na I Reunião sobre Formação e Utilização de Pessoal de Nível Superior na Área de Saúde Coletiva, realizada em Brasília, pelos Ministérios da Educação, Saúde, Previdência e Assistência Social, com apoio da Organização Pan-Americana da Saúde.

A Saúde Coletiva, desde sua origem, busca a articulação entre três áreas e formações disciplinares diferentes: Epidemiologia, Ciências Sociais e Administração e Planejamento. Quando se constitui ao final dos anos de 1970, o objeto de estudo da Saúde Coletiva foi estabelecido em torno de três grandes eixos de interesse. O primeiro tratava das relações entre as condições de saúde da população e as condições de vida as quais estavam submetidas as diversas classes sociais, estratos e camadas sociais, e que se refletia no perfil de morbimortalidade da população (condições de vida e saúde). Já o segundo eixo referia-se à previdência social, à política de saúde, ao sistema de saúde e à organização dos serviços de saúde, que propiciasse o acesso de todas as camadas da população. Esse movimento culminou na proposta do Sistema Único de Saúde (SUS), na Constituição Federal de 1988 (Políticas de Saúde e Organização dos Serviços de Saúde). Por fim, o terceiro eixo de interesse dessa disciplina era a questão dos recursos humanos para a saúde, considerando sua dimensão, perfil, distribuição, mercado de trabalho, características dos processos de trabalho e formação (recursos humanos para a saúde).

Dois outros temas foram considerados como emergentes no contexto histórico-social no final dos anos de 1970: trabalho e violência. Embora já existisse a Medicina do Trabalho como especialidade médica e legislação sobre a higiene e segurança no trabalho desde os anos de 1940 no país, argumentava-se sobre a necessidades de uma nova abordagem conceitual e política sobre o assunto. Abordagens sobre o fenômeno da violência ficaram em evidência com o aumento das várias formas de expressão e da mortalidade por causas externas no país, sobretudo nas capitais e nos grandes centros urbanos.

As discussões sobre diversidade, desigualdades de gênero, etnias, exclusão e discriminação de determinados grupos sociais se desenvolveram posteriormente no campo da Saúde Coletiva, em meados dos anos de 1980. Já as questões sobre o ambiente físico e socialmente construído, a partir da produção econômica e ocupação da população de vários espaços geográficos, foram impulsionadas somente nos anos de 1990.

Docentes e profissionais ligados ao Departamento de Saúde Coletiva (até 2014 denominado Departamento de Medicina Social) da Faculdade de Ciências Médicas da Santa Casa de São Paulo (FCMSCSP) participaram ativamente da fundação e do desenvolvimento da ABRASCO. Essa importante participação do Departamento na construção da Saúde Coletiva e no movimento da Reforma Sanitária brasileira, também se fez presente desde a fundação da FCMSCSP, em 1963, o que contribui para sua consolidação como instituição de referência para a formação de recursos humanos em saúde.

A FCMSCSP inovou na implantação do currículo orientado para as concepções da Medicina Integral, nas quais considera o indivíduo como um ser biológico, psicológico e social; membro de uma família e de uma comunidade, organizando cenários de aprendizagem em que há contato com paciente desde o primeiro ano da graduação.

Por outro lado, essa instituição de ensino valorizou também as experiências de ensino não centradas no hospital, tendo implantado um dos primeiros Centro de Saúde Escola – o Centro de Saúde Escola Barra Funda Dr. Alexandre Vranjac – em 1967. Assim, estabelecendo parcerias com as Secretarias Estadual e Municipal de Saúde, pautando e valorizando a Atenção Primária à Saúde na formação dos profissionais de saúde.

Os capítulos do volume *Saúde coletiva e atenção primária à saúde* expressam boa parte da reflexão intelectual, de ensino e de práticas desse grupo, constituído por professores e profissionais do Departamento de Saúde Coletiva da FCMSCSP. Este volume foi organizado e distribuído pelos seguintes eixos e temas: condições de vida e saúde, recursos humanos em saúde, políticas de saúde e organização dos serviços de saúde, violência e causas externas, trabalho e saúde e atenção primária à saúde.

Prof. Dr. José da Silva Guedes

Profa. Dra. Regina Maria Giffoni Marsiglia

Iconografia do volume

 IMPORTANTE — Este ícone representa uma informação de destaque no texto, em geral são questões relevantes sobre o assunto que você estiver lendo e para as quais deve estar mais atento.

 PARA SABER MAIS — A presença deste ícone informa que você está recebendo uma recomendação de informação extratextual, que, muitas vezes, virá acompanhada de um link com endereços para que encontre mais conteúdo relevante aos seus estudos.

 LEMBRAR — O objetivo deste ícone é reforçar algum conceito que estiver sendo apresentado no texto ou oferecer dicas e macetes que você não pode esquecer.

 DEFINIÇÃO — Este ícone foi usado quando algum termo relevante ao tema do capítulo foi definido.

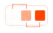 REFLEXÃO — A utilização deste ícone está relacionada com os momentos em que o autor problematizou alguma questão ou lhe ofereceu a sua opinião e experiência sobre tema. É pertinente a questões sobre as quais você terá de refletir um pouco.

 LEGISLAÇÃO — Neste ícone, você encontrará as leis, decretos e portarias relevantes para os concursos médico e, em geral, alguma descrição sobre o que tratam.

Sumário

SEÇÃO I – POLÍTICA E GESTÃO DA SAÚDE 1

Capítulo 1   **Sistema público de saúde no Brasil: SUS – Sistema Único de Saúde** **3**
Nelson Ibañez, Nivaldo Carneiro Junior
História do Sistema Único de Saúde 4
Conceitos fundamentais 6
Considerações finais 7

Capítulo 2   **Controle social no Sistema Único de Sáude** **9**
Denise Perroud
Definição de controle social 10
Outros espaços que contribuem para o controle social 11
Avanços do controle social para a construção da política pública de saúde no Brasil 11
       Conferências de saúde 12
       Conselhos de saúde 12
Desafios para o controle social do Sistema Único de Saúde 13
Considerações finais 13

Capítulo 3   **Regionalização no âmbito do Sistema Único de Saúde** **17**
Paulo Carrara de Castro, Hélio Neves
Breve histórico e conceitos fundamentais sobre a regionalização do Sistema Único de Saúde 18
Processo nacional de regionalização – ordenamento legal 21
Considerações finais 24

Capítulo 4   **Sistema suplementar de saúde no Brasil** **27**
Nivaldo Carneiro Junior, Andrea de Luna Freire Carvalho
Saúde suplementar 28
Considerações finais 30

Capítulo 5   **Cuidados continuados integrados: uma proposta de rede**
de reabilitação e recuperação da funcionalidade **55**
Karina Moraes Kiso, Paulo Carrara de Castro
Envelhecimento populacional e serviços de saúde 32
Cuidados continuados 33
       Público-alvo 35
       Linhas de cuidados continuados 35
Articulação dos serviços e gestão do paciente 36
Considerações finais 39

SEÇÃO II – RECURSOS HUMANOS EM SAÚDE 41

Capítulo 6 **Equipe de saúde** **43**
Patrícia Martins Montanari e Regina Maria Giffoni Marsiglia

Histórico do trabalho em saúde no Brasil...44
  Divisões de trabalho...44
  Práticas de saúde no Brasil...44
  Estrutura hospitalar..45
Conceitos fundamentais sobre equipe 45
Considerações finais...47

Capítulo 7 **Formação médica** **49**
Regina Maria Giffoni Marsiglia

Questionamentos e mudanças no modelo de formação médica: principais abordagens 50
Legislação pertinente..53
Ações conjuntas entre Ministério da Educação e Ministério da Saúde 56
Considerações finais...56

SEÇÃO III – AGRAVOS E VIGILÂNCIA EM SAÚDE 59

Capítulo 8 **Vigilância em saúde** **61**
Maria Josefa Penon Rujula e José Cássio de Moraes

O Sistema Único de Saúde e a vigilância..62
  Evolução dos conceitos 62
  Marcos legais da vigilância em saúde no Brasil 63
A importância da informação para a vigilância em saúde 65
  Doenças de notificação compulsória 66
  Critérios para inclusão de agravos como de notificação compulsória......66
Considerações finais...71

Capítulo 9 **Violência e atenção à saúde no Sistema Único de Saúde** **73**
Denise Perroud

Conceitos fundamentais..73
Repercussões da violência no Sistema Único de Saúde 75
Avanços e desafios do Sistema Único de Saúde para o enfrentamento das causas externas 76
Considerações finais...79

Capítulo 10 **Acidentes e violências: fatores de risco na infância e na adolescência** **81**
Renato Pescarolo Zan, Lygia Silveira e Ione Aquemi Guibu

Conceitos fundamentais..82
Classificação das violências 83
Classificação dos acidentes 84
  Acidentes de transporte e trânsito 84
  Acidentes nas atividades física e laborativas 84
  Afogamentos...85

Asfixia/aspiração 85

Choque elétrico 85

Intoxicações 85

Picadas e mordeduras 86

Queimaduras 86

Quedas 86

Epidemiologia 87

Mortalidade 87

Morbidade 88

Importância do diagnóstico e dos procedimentos 90

Considerações finais 91

SEÇÃO IV – CIÊNCIAS SOCIAIS E HUMANAS EM SAÚDE 93

Capítulo 11 **Abordagens socioculturais da saúde e da doença** **95**

Paulo Artur Malvasi, Cássio Silveira e Patrícia Martins Montanari

Conceitos fundamentais em práticas de saúde como práticas sociais 95

Considerações finais 99

Capítulo 12 **Determinação social do processo saúde-doença** **101**

Cássio Silveira, Regina Maria Giffoni Marsiglia e Nivaldo Carneiro Junior

Pobreza, desigualdade e exclusão social 102

Saúde e doença 103

Considerações finais 106

SEÇÃO V – SAÚDE DO TRABALHADOR 109

Capítulo 13 **Saúde do trabalhador no Brasil** **111**

Flávia Souza e Silva de Almeida e Jefferson Benedito Pires de Freitas

Política Nacional de Saúde do Trabalhador e da Trabalhadora 112

Rede Nacional de Atenção Integral à Saúde do Trabalhador 113

Ética médica, sigilo profissional, ensino e pesquisa médica 114

Considerações finais 114

Capítulo 14 **Legislação trabalhista e previdenciária** **117**

Flávia Souza e Silva de Almeida e João Silvestre Silva-Junior

Normas Regulamentadoras trabalhistas 118

Nexos previdenciários 120

Auxílio-doença 120

Reabilitação profissional 121

Auxílio-acidente 121

Aposentadoria especial e por invalidez 121

Considerações finais 121

Capítulo 15 Acidentes de trabalho – definição, tipos, consequências e indicadores..........123
Flávia Souza e Silva de Almeida e Jefferson Benedito Pires de Freitas

Conceitos fundamentais...124

Contexto atual de acidentes e doenças relacionadas ao trabalho no Brasil................................125

Registro de acidentes de trabalho..127

    Consequências dos acidentes e doenças relacionados ao trabalho.......................................**128**

Considerações finais...129

Capítulo 16 Principais doenças relacionadas ao trabalho 131
Flávia Souza e Silva de Almeida, Jefferson Benedito Pires de Freitas, João Silvestre da Silva-Junior, José Tarcísio Penteado Buschinelli,
Osmar Mesquita de Souza Neto e Rozana Lazzarini

Lesões por esforços repetitivos/doenças osteomusculares relacionadas ao trabalho 131

Saúde mental e trabalho..134

Doenças pulmonares ocupacionais..135

    Asma relacionada ao trabalho e outras doenças de vias aéreas...**135**

    Pneumoconioses e outros agravos de parênquima e pleura...**137**

Dermatoses ocupacionais...138

Intoxicação por metais pesados...140

Intoxicação por solventes orgânicos..142

Intoxicação por praguicidas..143

Perda auditiva induzida por ruído ocupacional..145

Considerações finais...147

SEÇÃO VI – ATENÇÃO PRIMÁRIA À SAÚDE 149

Capítulo 17 Atenção Primária à Saúde/Atenção Básica em Saúde................................151
Carla Gianna Luppi, Marta Campagnoni Andrade e Nivaldo Carneiro Junior

História da Atenção Primária à Saúde 151

Conceitos e aspectos fundamentais...152

    Atributos da Atenção Primária à Saúde **152**

    Financiamento da Atenção Primária à Saúde **154**

    Avaliação da Atenção Primária à Saúde **154**

Considerações finais...155

Capítulo 18 Abordagem centrada no paciente na atenção primária 157
Danielle Bivanco-Lima e Juliana de Carvalho Moura

Abordagem centrada no paciente..158

    Primeiro componente: explorar doença, saúde e experiência
    do adoecimento para o indivíduo...**158**

    Segundo componente: compreender o indivíduo como um todo, em seus contextos...............**160**

    Terceiro componente: construção de caminho comum – fase de finalização da consulta, orientações e decisão compartilhada...**161**

    Quarto componente: o fortalecimento do vínculo entre profissional de saúde e o usuário **163**

Considerações finais...163

Capítulo 19 **Apoio matricial e Núcleo de Apoio à Saúde da Família (NASF)**............................ **167**
Patrícia Martins Montanari e Marta Campagnoni Andrade

Núcleo de Apoio à Saúde da Família..168
Apoio matricial 168
    Clínica ampliada...169
    Projeto Terapêutico Singular 169
    Projeto de Saúde no Território 169
Considerações finais 171

Capítulo 20 **Acolhimento e classificação de risco na Atenção Primária à Saúde**................. **175**
Christiane Herold de Jesus e Nivaldo Carneiro Junior

Política Nacional de Humanização 176
Acolhimento e classificação de risco 176
Considerações finais 178

Capítulo 21 **Promoção à saúde e educação em saúde**.. **181**
Camila Gonçalves Sátolo e Jeane Lima e Silva Carneiro

Conceitos fundamentais 181
Considerações finais 183

Capítulo 22 **Prevenção quaternária**... **185**
Camila Gonçalves Sátolo e Jeane Lima e Silva Carneiro

Conceitos fundamentais 186
Excesso de rastreamento 187
Excesso de exames complementares 188
Medicalização de fatores de risco...189
Ferramentas para uso prático da prevenção quaternária 190
Considerações finais 191

Capítulo 23 **Empoderamento dos pacientes** **193**
Rafael Munerato e Irineu Francisco Delfino Silva Massaia

Conceitos fundamentais 194
    Compliance dos pacientes...194
    O papel do médico como *coaching* *194*
Considerações finais 195

Capítulo 24 **Cuidado de pacientes crônicos na atenção primária** **197**
Camila Gonçalves Sátolo, Fernanda Tavares de Mello Abdalla e Jeane Lima e Silva Carneiro

Conceitos fundamentais 198
    Modelos de Atenção às Condições Crônicas 198
Organização dos serviços de atenção primária para o atendimento das condições crônicas........................199
Ferramentas para o cuidado das condições
crônicas na Atenção Primária à Saúde 200
    Lista de pacientes 200
    Registro clínico com listas de problemas 200
    Organização de agenda 200

Consultas em grupo 201

Educação em saúde 201

Itinerário terapêutico... 202

Projeto Terapêutico Singular 202

Considerações finais 202

Capítulo 25 **Saúde mental na atenção primária**... **205**

Melina Mendonça, Isis Marafanti e Maria Carolina Pedalino Pinheiro

Conceitos fundamentais 206

Considerações finais 207

Índice remissivo **209**

SEÇÃO I

POLÍTICA E GESTÃO DA SAÚDE

Sistema público de saúde no Brasil: SUS – Sistema Único de Saúde

Nelson Ibañez e Nivaldo Carneiro Junior

Objetivos

- ✓ Descrever a trajetória da formulação e implementação do Sistema Único de Saúde (SUS).
- ✓ Analisar os princípios e diretrizes constitucionais do SUS.
- ✓ Apresentar os principais marcos jurídico-legais da organização do SUS.

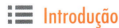 **Introdução**

O marco importante para o surgimento da formulação do **modelo assistencial** que fundamenta o SUS no Brasil foram as propostas resultantes da 8ª Conferência Nacional de Saúde, realizada em 1986. Essas conferências foram instituídas pela Lei nº 378, de 13 de janeiro de 1937, e tinham como principal objetivo propiciar a articulação do governo federal com os governos estaduais, dotando-o de informações para formulação de políticas, para a concessão de auxílios e subvenções financeiras. Desde que foram instituídas, as conferências sofreram profundas mudanças e todas, com maior ou menor intensidade, interferiram nas políticas de saúde. A 8ª Conferência é a primeira que teve significativa mobilização social, com participação expressiva de setores de usuários e de trabalhadores da saúde. Essa conferência culmina em um processo histórico-social articulado entre os anos 1970 e 1980, com a participação de importantes segmentos sociais, que foi denominado **Reforma Sanitária.**

Esse movimento mobilizou atores políticos, intelectuais, pesquisadores, profissionais, estudantes e movimentos sociais, aglutinando importantes discussões centradas em eixos temáticos: saúde como direito de cidadania, reformulação do sistema nacional de saúde e financiamento do setor.

Com a instalação da Constituinte, em 1987, teve-se uma importante representação parlamentar do setor sanitário que, com a repercussão política da 8ª Conferência Nacional de Saúde e o apoio do seu relatório final, deu forças para a inclusão da Seção Saúde no Capítulo da **Seguridade Social**, no contexto da nova Constituição brasileira acunhada como "cidadã".

História do Sistema Único de Saúde

A criação do SUS, em suas principais características, demarcou profundamente o modelo assistencial que fundamentava o Sistema Nacional de Saúde antes de 1988, isto é, o seu caráter universal e igualitário, redefinindo a lógica da integralidade na atenção à saúde e da relação entre Estado e sociedade, com a participação social e descentralização da gestão do sistema de saúde.

Os princípios e a organização do SUS estão expressos na Constituição Federal (CF) promulgada em 1988, nos art. 196 a 200, que compõem a Seção II do Capítulo da Seguridade Social, que, por sua vez, faz parte do Título VIII da Ordem Social.

No texto constitucional expressa-se, portanto, que o SUS é universal, público e gratuito, voltado para as necessidades de saúde da população e de responsabilidade compartilhada e específica entre as esferas de Governo – União, estados, municípios e Distrito Federal.

Após a CF, uma reorganização do sistema de saúde brasileiro precisou ser feita, exigindo grandes esforços políticos e técnico-administrativos, pois a implantação do SUS requisitava um profundo rearranjo estrutural e novas formas e concepções da organização da gestão pública da saúde.

Antecedendo tal momento histórico e impulsionando esse processo, já em 1987 houve a implantação do Sistema Unificado e Descentralizado de Saúde (Suds), que tinha como eixos centrais a gestão dos serviços de saúde para as Secretarias Estaduais de Saúde e estratégias de articulação assistenciais com os municípios. A rede de hospitais e ambulatórios do Instituto Nacional de Assistência Médica da Previdência Social (Inamps) passou a ser gerenciada pelas Secretarias Estaduais de Saúde a partir dessa época, como sinal de extinção dessa estrutura que fundamentava a lógica do modelo assistencial anterior ao SUS.

Como requisitos para a implantação dos princípios e diretrizes constitucionais do SUS, tivemos, em 1990, a aprovação das Leis Orgânicas da Saúde. A Lei nº 8.080 diz respeito a organização, financiamento e gestão do SUS, definindo competências das esferas de Governo, da participação com-

A Lei nº 8.080, de 19 de setembro de 1990, dispõe sobre as condições para a promoção, proteção e recuperação da saúde, a organização e funcionamento dos serviços correspondentes.

A Lei nº 8.142, de 20 de dezembro de 1990, dispõe sobre a participação da comunidade na gestão do SUS e sobre as transferências de recursos financeiros entre as esferas de Governo.

plementar do setor privado de saúde (ver Capítulo 8 "Sistema suplementar de assistência médica"), entre outras atribuições. Já da Lei nº 8.142 destaca-se a definição das formas de participação (também chamadas de instâncias do controle social do SUS) – conferências nacional, estaduais e municipais de saúde e conselhos nacional, estaduais e municipais de saúde –, cada uma com participação paritária nos segmentos de usuários, trabalhadores e prestadores de serviços.

A década de 1990 foi caracterizada pelas edições de medidas jurídico-legais que tiveram como objetivos gerais a implantação das diretrizes do SUS, orientando os gestores e as instâncias de controle social no acompanhamento e qualificação desse novo modelo assistencial. Os principais marcos jurídico-legais da implantação do SUS são apresentados no Quadro 1.1.

A Lei Complementar nº 141, de 13 de janeiro de 2012, dispõe sobre as regras do financiamento da Saúde. Você pode ler mais sobre essa lei em: www.planalto.gov.br/ccivil_03/leis/LCP/Lcp141.htm.

QUADRO 1.1 ■ Marcos jurídicos-legais da implantação do SUS

NOB-SUS nº 01, de 15 de abril de 1993	Impulsionou o processo de descentralização do SUS, particularmente o que chamamos de municipalização dos serviços de saúde, definindo as competências, as atribuições e a organização da gestão do SUS de acordo com as capacidades técnico-administrativas das esferas de Governo.
NOB-SUS nº 01, de 6 de novembro de 1996	Importante nessa NOB é a definição das duas formas de gestão municipal do SUS: Gestão Plena da Atenção Básica (responsável pela atenção básica em saúde) e Gestão Plena do Sistema Municipal (responsável por todos os níveis da atenção à saúde); e a introdução do financiamento próprio para a atenção básica em saúde com o PAB, valor *per capita* nacional pela população de cada município.
Emenda Constitucional nº 29, de 13 de setembro de 2000	Estabeleceu os parâmetros mínimos de financiamento do SUS das esferas de Governo. Os municípios devem aplicar 15%, e os estados e Distrito Federal, 12% das arrecadações dos impostos respectivos na saúde. No caso da União não se estabeleceu um percentual, mas sim um critério de aplicação, isto é, o orçamento da saúde não deve ser menor do que o ano anterior e aplicar a variação positiva do PIB do ano corrente.
NOAS-SUS nº 01, de 26 de janeiro de 2001	Dispõe sobre a pactuação assistencial entre as esferas de Governo, estabelecendo parâmetros para a cobertura da assistência à saúde de forma regionalizada.
Pacto pela Saúde, de 22 de fevereiro de 2006	Fundamenta a regionalização como importante estratégia para a consolidação do SUS e fortalece o processo de pactuação entre as esferas de Governo para definir suas respectivas responsabilidades.
Decreto nº 7.508, de 28 de junho de 2011	Dispõe sobre a regulamentação da Lei Orgânica nº 8.080/1990, versando sobre a organização do SUS, os mecanismos de planejamento da saúde e as relações entre as esferas de Governo.

SUS, Sistema Único de Saúde; NOB, Norma Operacional Básica, PAB, Piso Assistencial Básico; PIB, Produto Interno Bruto; NOAS, Norma Operacional da Assistência à Saúde.

Para saber mais sobre o Decreto nº 7.508/2011, que regulamenta a Lei nº 8.080/1990, leia o Diário Oficial da União de 29 junho de 2011, disponível em: www.planalto.gov.br/ccivil_03/_ato2011-2014/2011/decreto/D7508.htm.

Conceitos fundamentais

Existem alguns conceitos importantes que você precisa dominar no que diz respeito ao SUS. Entre eles, está o **modelo assistencial**, também denominado "modelo de atenção", "modelo tecnoassistencial", "modelo de cuidado", entre outros, que se refere a concepções, tecnologias, organização dos serviços e práticas assistenciais em saúde destinadas a realidades sociais e sanitárias em determinada sociedade.

> Seguridade social é a intervenção específica do Estado na área social, adotada em vários países desenvolvidos, principalmente no pós-guerra, caracterizada pela distribuição de benefícios, ações e serviços a todos os cidadãos de uma nação, abrangendo previdência, saúde, assistência social, educação e outros direitos sociais.

Ainda sobre os conceitos fundamentais relacionados ao SUS, podemos destacar o acesso universal, expressão de que todos que estão no território nacional têm o mesmo direito de obter as ações e os serviços de que necessitam, independentemente de complexidade, custo e natureza dos serviços envolvidos. Para que isso exista, é preciso também que não haja discriminação em relação às diferenças quanto ao gênero, à raça, à orientação sexual, ao credo religioso e demais características individuais e/ou de grupos na assistência à saúde.

A **integralidade** pressupõe o oferecimento de ações e serviços articulados de promoção à saúde, prevenção de doenças, recuperação da saúde (diagnósticos e tratamentos) e de reabilitação, exigidos para cada caso em todos os níveis de complexidade do sistema – primário, secundário e terciário. Nesse sentido, as práticas de saúde devem adotar uma abordagem integral não apenas no cuidado do indivíduo, como também da comunidade. A participação da comunidade é a garantia de que a população, por intermédio de suas entidades representativas, possa participar do processo de formulação de diretrizes e prioridades para a política de saúde, da fiscalização do cumprimento dos dispositivos legais e normativos do SUS e do controle e avaliação de ações e serviços de saúde executados nos diferentes níveis de Governo. Chamado também de controle social, se expressa no âmbito do SUS pelas conferências e pelos conselhos de saúde existentes nas esferas de Governo.

> Equidade é um conceito que tem a ver com a justiça social, isto é, refere-se à concessão de privilégios mediante políticas sociais aos segmentos populacionais desfavorecidos socioeconomicamente, promovendo, desse modo, a diminuição das desigualdades sociais.

No que se refere à organização do sistema de saúde, três conceitos são fundamentais:

- **Descentralização** – tem ênfase na gestão dos serviços para os municípios (**municipalização dos serviços de saúde**). Implica que governos estaduais e, principalmente, os municipais tenham maior responsabilidade e autonomia para decidir e implementar ações e serviços de saúde.

- **Regionalização** – articulação entre as esferas de Governo na pactuação e definição de uma região de saúde com "espaço geográfico contínuo constituído por agrupamentos de municípios limítrofes, delimitado a partir de identidades culturais, econômicas e sociais e de redes de comunicação e infraestrutura de transportes compartilhados, com a finalidade de integrar a organização, o planejamento e a execução de ações e serviços de saúde" (ver Capítulo 7 "Regionalização da saúde").

- **Hierarquização** – é a organização dos serviços de saúde de acordo com a sua densidade tecnológica – primário, secundário e terciário, visando a responder de forma adequada às necessidades assistenciais, de forma articulada, que favoreça a referência (do primário ao terciário) e contrarreferência (do terciário ao primário).

Considerações finais

Avanços importantes foram alcançados desde a promulgação da CF até o momento, principalmente no que se refere a toda a reformulação na implantação de um sistema de saúde totalmente diferente, voltado para a garantia universal do acesso e para a inclusão social de parcelas significantes da população brasileira. Todavia, há que se reconhecer ainda os limites dessa política de Estado, que, se não superados, podem comprometer a real eficácia do SUS, como: o financiamento público do setor da saúde; a gestão cooperativa entre os níveis federal, estadual e municipal de Governo; a garantia da integralidade das ações; e a participação efetiva da população na definição da política de saúde que responda às suas necessidades sociais.

▬ Atividades

1) Qual a importância da VIII Conferência Nacional de Saúde para o Sistema Único de Saúde (SUS)?

    Gabarito: Com participação expressiva de vários segmentos sociais e políticos, legitimou o movimento de reforma sanitária brasileiro e deu bases para a formulação da área da saúde na Constituição Federal (CF) de 1988.

2) O Brasil é um país de uma enorme dimensão territorial e com importantes padrões de desigualdade social entre as suas regiões, resultando em perfis heterogêneos de morbimortalidade. Diante essa realidade, qual entre os princípios e diretrizes do SUS fundamenta e propicia essa mudança?

    Gabarito: A equidade.

Leituras sugeridas

Escorel S, Bloch RA. As conferências nacionais de saúde na construção do SUS. In: Lima, NT, Gerschman, S, Edler FC, Suárez JM (Orgs.). Saúde e democracia: história e perspectivas do SUS. Rio de Janeiro: Fiocruz, 2005. p. 83-119.

Ibañez N, Mello GA, Marques, MC. Breve história da reforma sanitária brasileira. In: Rocha JSY (Ed.). Manual de saúde pública & saúde coletiva no Brasil. São Paulo: Atheneu, 2012. p. 15-28.

Viana, AL, Levcovitz E. Proteção social: introduzindo o debate. In.: Viana AL, Elias PEM, Ibañez N (Orgs.). Proteção social: dilemas e desafios. São Paulo: Hucitec Editora, 2005. p. 15-57.

Controle social no Sistema Único de Saúde

Denise Perroud

  Objetivos

- ✓ Apresentar o conceito de controle social.
- ✓ Abordar o controle social no Sistema Único de Saúde (SUS).
- ✓ Apresentar os avanços e desafios do controle social na política pública de saúde no Brasil, desde a Constituição Federal (CF) de 1988 até a atualidade.

Introdução

Desde o processo de redemocratização da política brasileira, a participação da sociedade na saúde vem ganhando contornos para a formação de um sistema de controle público institucional e social.

A expressão **controle social** surgiu no Brasil em um contexto de ditadura militar e redemocratização do Estado na década de 1980, marcado pela intensa mobilização da sociedade civil por intermédio de lutas sociais e políticas, movimentos sociais e participação em conselhos e conferências em prol da democracia. Esse período, que revela os avanços da política pública de saúde no país, foi o precursor da consolidação da CF e trouxe avanços importantes para a concretização de um sistema público universal de saúde e o entendimento do controle e participação social no país.

Os conselhos e as conferências de saúde constituem, atualmente, os principais espaços para o exercício da participação e do controle social na implantação e na implementação das políticas de saúde em todas as esferas de governo.

De acordo com Sá e Porto, o controle público pode ser administrativo, legislativo, judicial e do cidadão, e pode ser classificado em duas espécies: controle público institucional e controle público social.

Definição de controle social

Primeiramente, é no exercício das funções da administração pública em conformidade com os princípios que lhe são impostos (moralidade, impessoalidade, finalidade pública, motivação e publicização) que o termo **controle público** aparece relacionado ao controle dos outros poderes (legislativo e judiciário) e dos cidadãos, como ação de fiscalização, investigação, análise e busca de informação.

Para o exercício do **controle público institucional**, a administração conta com os próprios órgãos do Estado e com a participação indireta da sociedade por meio de seus representantes.

Já o **controle público social**, mais conhecido como controle social, pode ser compreendido como o controle exercido individual ou coletivamente por qualquer pessoa ou entidade jurídica que não um agente público no exercício da sua função ou órgão do Estado. Representa, de certa forma, um modo de governar em que os cidadãos podem atuar como sujeitos políticos capazes de orientar e fiscalizar as ações do Estado, estabelecendo novas relações Estado-sociedade.

A instituição de mecanismos de controle social possibilitando a integração do cidadão ao processo de definição das políticas públicas tornou-se norma somente com a CF, fruto da reforma do Estado brasileiro no processo de democratização.

Para garantia do controle social existe uma composição de órgãos nas três esferas de Governo, entendidos pela administração pública, passíveis de receberem denúncia de qualquer cidadão ou entidade jurídica, são eles:

- controladorias gerais;
- Tribunal de Contas;
- Ministério Público;
- procuradorias e ouvidorias, entre outros.

O acesso à informação é um direito constitucional garantido pela CF no seu art. 5º, inciso XXXIII, e pela Lei nº 12.527, de 2011, conhecida como Lei de Acesso à Informação Pública e entendida como um marco regulatório do acesso à informação pública no país. Para assegurar o acesso às informações públicas, o art. 9º da Lei nº 12.527 prevê a criação de serviços adequados de prestação de informação ao cidadão nos órgãos e entidades e a realização de audiências, consultas públicas e outras formas de divulgação, como o incentivo à participação popular.

É importante mencionar que existem recursos jurídicos que garantem ao cidadão brasileiro o exercício desse controle, como: direito à informação, direito de petição, direito de certidão, princípio da proteção judiciária, o *Habeas Corpus*, mandato de segurança coletivo e individual, mandado de injunção, ação civil pública e ação popular.

Apesar de considerável o arcabouço legal de normas constitucionais que fundamentam o controle social da função administrativa do Estado, ressaltam-se fatores limitadores a sua concretude: tráfico de influência, clientelismo político, assistencialismo, paternalismo, dificuldades no acesso do poder judiciário e, principalmente, ausência de uma "cultura participativa" da sociedade brasileira.

Outros espaços que contribuem para o controle social

Para melhor compreensão da função de cada órgão e de qual deve ser consultado diante de uma demanda, consulte o material do Programa Gespública — Participação e Controle Social: Instrumentos jurídicos e mecanismos institucionais. Disponível em: www.gespublica.gov.br.

Para compreensão de outros espaços de controle social, cabe delimitar que ele não é sinônimo de participação popular. Enquanto o controle social é compreendido como direito público subjetivo submetido à fiscalização e ao poder político estatal, a participação popular representa uma partilha desse poder político entre as autoridades constituídas e as pessoas estranhas ao ente estatal.

Os conselhos são espaços fundamentalmente políticos, institucionalizados, funcionando de forma colegiada, autônoma, integrante do poder público, de caráter deliberativo, compostos por membros do governo e da sociedade civil, com as finalidades de elaboração, deliberação e controle da execução das políticas públicas. Criados por iniciativa do Estado, funcionam de forma descentralizada em áreas como saúde, assistência social e educação, entre outras, nos três níveis de Governo (municipal, estadual e nacional).

Os conselhos de políticas públicas e as conferências de política são os principais espaços de participação social na administração pública.

Já as conferências são eventos que ocorrem com periodicidade específica nos três níveis de Governo, para debate e direcionamento normativo de políticas públicas de determinadas áreas temáticas. A participação é aberta ao público, ainda que, em geral, nos níveis estadual e nacional, apenas delegados escolhidos no âmbito das conferências do nível anterior tenham poder de voto.

As conferências têm contribuído para a criação de pautas políticas e de uma agenda de prioridades que irão influenciar a política pública determinada no próximo período de sua vigência, que pode inclusive ser monitorada pelas organizações da sociedade civil em diversos espaços políticos, incluindo os conselhos.

A **ouvidoria pública** aparece como um espaço de interlocução entre o cidadão e a administração pública, com a finalidade primeira de buscar soluções para as demandas dos cidadãos, aprimorar a prestação do serviço e contribuir para a formulação de políticas públicas.

Por último, mas não menos importantes que os mecanismos legais, encontram-se os movimentos sociais e as organizações não governamentais, como formas de organizações que exercem o controle social no país.

Avanços do controle social para a construção da política pública de saúde no Brasil

Entre as experiências de controle social anteriores a 1988, cabe destacar os conselhos comunitários (final dos anos 1970) e os conselhos populares

A Lei Federal nº 8.080, publicada na Seção I do Diário Oficial da União de 19 de setembro de 1990, dispõe sobre as condições para a promoção, proteção e recuperação da saúde, a organização e o funcionamento dos serviços correspondentes e dá outras providências.

(final dos anos 1970 e parte dos anos 1980). Nesse cenário político, merece destaque o Conselho Popular da Zona Leste de São Paulo (anos 1970).

Com a promulgação da CF, a saúde tornou-se direito de todos e dever do Estado, com a garantia de vários princípios, inclusive a participação social.

As bases do SUS, apesar de expressas na CF, foram de fato estabelecidas pelas Leis Orgânicas nº 8.080/1990 e nº 8.142/1990.

A **Lei nº 8.142/1990** especifica que o SUS conta em cada esfera de governo com as seguintes instâncias colegiadas: a Conferência de Saúde e o Conselho de Saúde. A representação dos usuários nessas instâncias foi definida como paritária em relação ao conjunto dos demais segmentos, ou seja, 50% dos integrantes do conselho de saúde têm que ser usuários, 25% devem ser profissionais de saúde e os outros 25% devem ser gestores e prestadores de serviço. Apesar do marco legal constitucional, as conferências de saúde dispõem de uma história peculiar de luta pela construção e conquista da consolidação do SUS, mas não cabe, nesta nossa análise, uma descrição minuciosa.

Conferências de saúde

A conferência de saúde tem a prerrogativa de reunir-se a cada quatro anos com a representação dos vários segmentos sociais para avaliar a situação de saúde e propor as diretrizes para a formulação da política dessa área nos níveis correspondentes, convocada pelo Poder Executivo ou, extraordinariamente, pelo Conselho de Saúde.

A Conferência Nacional de Saúde é precedida pelas conferências municipais e estaduais, que têm como objetivo debater e aprovar propostas que depois serão discutidas de forma mais ampla, nacionalmente. As deliberações das conferências nacionais de saúde têm sua implementação acompanhada pelos conselhos de saúde.

Mostra-se pertinente ressaltar, ainda, a existência de outros tipos de conferências recomendadas pelas próprias Conferências Nacionais de Saúde, com o objetivo de aprofundar debates e elaborar proposições sobre áreas específicas. Já foram realizadas conferências nas áreas de: saúde da mulher; saúde bucal; gestão do trabalho e da educação na saúde; saúde mental; ciência, tecnologia e inovação em saúde; recursos humanos; saúde do trabalhador; medicamentos e assistência farmacêutica; saúde ambiental; e saúde indígena.

Conselhos de saúde

Conforme a **Lei nº 8.142/ 1990**, os conselhos de saúde são uma exigência legal para o repasse de recursos da esfera Federal para as demais esferas, mostrando-se como requisitos legais e mecanismos de legitimação da gestão pública de saúde no país. Apresentam-se como órgãos colegiados, paritários, deliberativos e permanentes do SUS em cada esfera de governo e têm como objetivo principal reunir-se regularmente para formulação e proposição de estratégias (postura propositiva), bem como controle da execução das políticas de saúde nos seus aspectos econômicos e financeiros (postura defensiva), de forma a garantir os princípios que regem o SUS. Nesse contexto, merece destaque o Conselho Nacional de Saúde (CNS), por suas competências e composição.

As novas atribuições dos conselhos de saúde definidas pelo Decreto Lei n° 99.438, de 1990, foram atualizadas pelo Decreto Lei n° 5.839, de 2006.

Merece destaque, ainda, a Resolução n° 333, de 2003, do CNS, que define as competências gerais dos conselhos, e a Lei Complementar n° 141, de 13 de janeiro de 2012, que define as atribuições específicas dos conselhos de saúde referentes ao papel exercido pelo conselheiro no processo de fiscalização, avaliação e controle das despesas com ações e serviços públicos de saúde nas três esferas.

Desafios para o controle social do Sistema Único de Saúde

Conforme informações do Sistema de Acompanhamento dos Conselhos de Saúde (SIACS) do CNS, atualmente existem 5.569 conselhos municipais, 26 estaduais e do Distrito Federal e 36 conselhos distritais de saúde indígena.

Se você refletir sobre o panorama atual, poderá perceber que, apesar dos avanços pelo processo de democratização brasileira, os mecanismos institucionais legais, os recursos jurídicos e as instâncias de controle social ainda estão em processo de maturação política.

Veja que, por um lado, tanto as instâncias como os conselhos multiplicaram-se em número e desenvolveram certo controle da execução da política de saúde. Por outro lado, ainda requerem fortalecimento e aprimoramento dos seus mecanismos de participação social para o devido exercício de sua competência prevista na legislação.

Cabe ao gestor do SUS prover as condições materiais, técnicas e administrativas necessárias ao funcionamento dos conselhos de saúde, que deverão ser organizados em conformidade com a legislação vigente; organizar e prover as condições necessárias à realização de conferências de saúde; e apoiar o processo de formação dos conselheiros da área.

Considerações finais

Considerando os avanços relacionados à democratização das políticas de saúde no Brasil e à organização de um arcabouço jurídico e legal, o sistema de controle institucional e social da saúde, em processo de amadurecimento, ainda apresenta limitações importantes relacionadas ao seu caráter deliberativo, independente e representativo.

A formulação, a fiscalização e a deliberação das políticas de saúde, sob a égide da democracia e da qualidade da gestão e da prestação dos serviços de saúde, requer um sistema de controle e participação ancorado no preceito da cidadania plena.

Atividades

1) Podemos considerar que a área da saúde foi precursora no processo de participação e controle social no país? Por quê?

   Gabarito: Sim. Conforme análise do texto, muito antes da institucionalização da participação e controle social na Constituição Federal (CF) de 1988, a saúde já empreendia esforços para alterar o Sistema Nacional de Saúde, considerado "médico-assistencial privatista", para um que garantisse o caráter universal, público, participativo, descentralizado e de qualidade, por meio do Movimento da Reforma Sanitária; bem como para melhorar as condições de vida e saneamento básico da população pela participação em conselhos populares. Ainda merece destaque a organização da saúde pelas conferências nacionais anteriores a 1988, que apresentam uma história peculiar de luta pela construção e conquista da consolidação do Sistema Único de Saúde (SUS).

2) Qual a importância das instâncias de conselhos e conferências para o controle social na saúde?

   Gabarito: Primeiramente os conselhos e conferências de saúde aparecem como os principais espaços de participação social na administração pública contemporânea, após a CF. Conforme a Lei nº 8.142/90, o SUS deverá contar em cada esfera de governo com as instâncias colegiadas, representativas e paritárias, principalmente para a garantia do controle social e para a alocação dos recursos do Fundo Nacional de Saúde, do repasse de forma regular e automática para os municípios, estados e Distrito Federal. Sobre as conferências, o exercício do controle social se dá por meio de sua competência de avaliar a situação de saúde e propor as diretrizes para a formulação da política de saúde nos níveis correspondentes. Já aos conselhos, cabe atuar de forma deliberativa para efetivar a fiscalização dos critérios e valores para a remuneração de serviços e os parâmetros de cobertura assistencial e dos recursos financeiros do SUS, e definir as diretrizes a serem observadas na elaboração dos planos de saúde, em função das características epidemiológicas e da organização dos serviços em cada jurisdição administrativa.

Leituras sugeridas

Ministério da Saúde. Para entender o controle social na saúde/Ministério da Saúde, Conselho Nacional de Saúde. Brasília: Ministério da Saúde, 2013.

Ciconello A. Participação social na Administração Pública Federal: desafios e perspectivas para a criação de uma Política Nacional de Participação. In: Ministério do Planejamento, Orçamento e Gestão (Coord.). Projeto: Apoio aos Diálogos Setoriais União Europeia – Brasil – Fase II. Brasília: Ministério do Planejamento, Orçamento e Gestão, 2012.

Correa MVCC. Controle Social na Saúde. In: Teixeira M. (Org.). Serviço Social e Saúde: Formação e Trabalho Profissional. São Paulo: Cortez, 2010.

Gohn MG. Conselhos gestores e participação sociopolítica. São Paulo: Cortez, 2011.

Sá MJCN, Porto MTDFPM. Controle público e o SUS. In: Ibañez N, Elias PEM, Seixas PHD (Orgs.). Política e gestão pública em saúde. São Paulo: Hucitec Editora, 2011. p. 395-404.

Regionalização no âmbito do Sistema Único de Saúde

Hélio Neves e Paulo Carrara de Castro

 Objetivos

- ✓ Compreender o que significa e como se estabelece a organização regional do Sistema Único de Saúde (SUS) atualmente.
- ✓ Conhecer a história e identificar algumas perspectivas para o desenvolvimento da regionalização do SUS.

Introdução

Instituído no ano 1990 pela Lei Orgânica da Saúde (Lei n° 8.080), em decorrência do ordenamento constitucional recém-promulgado pela Constituição Federal (CF) de 1988, o SUS é uma política pública em desenvolvimento e aperfeiçoamento. Sua regionalização é um dos aspectos mais discutidos na atualidade. Uma vez que a definição ou redefinição de competências, prerrogativas e comprometimentos de cada nível de Governo (união, estados e municípios) é parte essencial da regionalização, ressalta-se uma previsível tensão entre os agentes governamentais envolvidos. Isso se traduz na dificuldade de avançar em sua formulação e regulamentação, que constituem objeto de debates e negociações nas duas últimas décadas.

Proporcionar serviços em todos os níveis de complexidade, equitativos, considerando aspectos demográficos e epidemiológicos, com as configurações mais racionais do ponto de vista administrativo e financeiro, exige que o SUS seja organizado considerando bases que sustentem um processo de territorialização, com participação coordenada dos três níveis de Governo, financiamento justo e devidamente compartilhado. Os papéis de cada nível de Governo devem ser estabelecidos de forma flexível e pactuada nas 436 regiões de saúde do país, de forma interna e externa, com a articulação dos serviços assistenciais, tanto gerais como especializados.

De acordo com o arcabouço legal atual, a atenção básica encontra-se sob a responsabilidade dos municípios para ser gerida e disponibilizada próxima de cada cidadão, disseminada em toda a vastidão do território nacional, no papel de ordenar a atenção à saúde da população sob sua responsabilidade. Os demais serviços de saúde, com diferentes complexidades, precisam ser estruturados com uma lógica que obedeça às necessidades territoriais, com o intuito de facilitar o acesso dos usuários e racionalizar o uso dos recursos.

No modelo de governança que operaria o ordenamento regional das atividades governamentais, com envolvimento coordenado e complementar dos três níveis de Governo e das instituições ou unidades prestadoras de serviços, reside o nó górdio da consolidação organizacional do SUS na atualidade, apresentando alguns desafios que exigem enfrentamento: definição das competências de cada esfera de governo; financiamento e gestão dos recursos pelos três níveis de Governo; incorporação de instituições não governamentais sem fins lucrativos; entre outros.

Breve histórico e conceitos fundamentais sobre a regionalização do Sistema Único de Saúde

A regionalização é um dos fundamentos organizacionais do SUS que surge no art. 198 da CF, junto com a hierarquização, e procura dar bases à estruturação do sistema.

Vamos explicitar o significado ou significados da regionalização, bem como quais são as possibilidades de implementação e suas implicações. Podemos apontar dois movimentos na sua concepção e abordagem. Um diz respeito à organização dos serviços em um determinado território, buscando mais eficiência e eficácia, principalmente voltadas à oferta de serviços em face de demandas reais existentes. Sabe-se atualmente que ocorre um paradoxo em relação à assistência prestada em muitas áreas: ociosidade nos serviços se contrapondo à existência de filas de espera para inúmeros procedimentos. Portanto, para esse problema é de fato importante e crucial que se busquem soluções na gestão do sistema, com um enfoque regional e um bom entendimento do que seria operá-lo em rede.

O outro movimento diz respeito à configuração das regiões com bases epidemiológicas considerando as variáveis lugar e tempo na sua conformação. Nessa linha, dar significado ao termo importa no entendimento de conhecimentos, pelo menos básicos, originários das ciências sociais e particularmente da geografia, no que concerne ao estudo dos territórios e do processo de territorialização. Nesse sentido, segundo Santos (2012), basicamente deve-se entender esse processo considerando que a "[...] configuração territorial, ou configuração geográfica, tem, pois, uma existência material própria, mas sua existência social, isto é, sua existência real, somente lhe é dada pelo fato das relações sociais".

Essas duas considerações atinentes à regionalização ocorreram e ocorrem no Brasil ainda de modo desarticulado e muito assentadas em aspectos de visões estratégicas diferenciadas e até ideologicamente distintas. No Brasil, há momentos em que uma prevalece sobre a outra por conta das diferentes fases e circunstâncias do processo de implantação do SUS. A vasta extensão territorial e as evidentes discrepâncias de lugar a lugar existentes contribuem significativamente para que se entenda que deve haver arranjos diferenciados na estruturação dos sítios regionais do país. No entanto, o momento atual requer que se componham as visões e as propostas de compreensão, configuração e direcionamento para articular a descentralização e sua real capacidade de gestão.

Sob o aspecto mais histórico desse processo, um amplo e forte movimento nacional por um sistema universal de saúde, integrante do processo de redemocratização nacional, surgiu na década de 1980 na reorganização e unificação dos diversos sistemas de atenção à saúde no Brasil, articulando particularmente o sistema de assistência à saúde previdenciário, capitaneado pelo Instituto Nacional de Assistência Médica da Previdência Social (Inamps), com os serviços federais, estaduais ou municipais e as instituições filantrópicas que foram sendo criados ao longo do século passado para assistir a população mais carente, desenvolver ações de prevenção de doenças e de promoção da saúde.

A Lei Orgânica da Saúde, Lei Federal nº 8.080/1990 detalhou os princípios da regionalização em seu art. 10, ao dizer que os municípios poderão constituir consórcios para as ações e serviços que lhes correspondam, aplicando-se aos consórcios intermunicipais o princípio da direção única.

O movimento por um sistema de saúde universal, consolidado pela Lei Federal nº 8.080/1990, deu feição nacional a esse sistema, sob os princípios de universalização, descentralização administrativa e integralidade da atenção à saúde das pessoas e comunidades. Na década de 1990 ocorreu um ciclo de estruturação e descentralização do SUS, reflexo da CF da legislação orgânica do SUS, com fortes características municipalistas, vicejando ali a ideia de maior autonomia aos municípios para decidir e implantar políticas públicas. Tudo isso parte da visão prevalente na época sobre como fortalecer a democracia brasileira e aproximar os cidadãos dos processos de decisão e de gestão dos recursos públicos.

São amplamente reconhecidos os progressos obtidos com a descentralização do SUS, com expressiva expansão da oferta da atenção básica e evidente melhoria nos indicadores de saúde no país.

Todos os municípios do país organizaram secretarias de saúde ou órgãos exclusivos com o papel de gestor local – ainda que muito desigualmente –, havendo obrigações e prerrogativas na formulação, financiamento e execução de ações no campo da saúde pública, notadamente na atenção básica, promoção da saúde e prevenção de agravos.

Também houve um significativo avanço na formulação das estruturas de apoio à gestão. Apesar disso, há ainda uma série de problemas organizacionais, já referidos, que, em síntese, representam uma diminuição do aporte de recursos federais à saúde, uma relativa indefinição de papel dos estados na gestão do sistema e uma sobrecarga de responsabilidades organizacionais e orçamentárias dos municípios, além da falta de aperfeiçoamento da relação dos três níveis de Governo, tão necessária à boa gestão do SUS.

A descentralização, portanto, ocasionou aumento das obrigações municipais, não atribuiu obrigações suficientemente explícitas e correspondentes à capacidade da União e principalmente dos estados na organização do sistema, restando uma lacuna no ordenamento da prestação de serviços de maior complexidade. Dessa forma, os estados figuram, na prática, como parceiros pouco presentes no processo, inclusive em serviços que se encontram no âmbito das suas responsabilidades.

A concentração de propostas relacionadas à gestão do SUS que se fundamentam na regionalização passaram a ser mais frequentes e institucionais a partir do início dos anos 2000, em grande parte por conta dos motivos já denotados, e também pelo início da crise econômica pela qual passa o país, particularmente após 2010.

Viana et al. (2015) apresentam três fases de indução da regionalização e das redes de saúde dentro da política brasileira, com a entrada desses itens na agenda governamental a partir dos anos 2000. A primeira fase ocorreu entre os anos de 2001 e 2005, sendo marcada pela normatização das regiões com redes hierarquizadas de prestação de serviços em saúde. A segunda fase, entre 2006 e 2010, trouxe a região negociada, "regionalização viva", com diferentes desenhos de forma intra ou interestaduais, adicionando os Colegiados de Gestão Regional (CGR) ao processo de discussão e pactuação nas regiões. Já a terceira fase (a partir de 2011) apresenta uma regionalização negociada e contratualizada, com as Redes de Atenção à Saúde (RAS).

> A despeito da ampla descentralização ocorrida na década de 1990, o processo decisório do SUS ainda é assimétrico, altamente centralizado, principalmente na União, distante dos cidadãos e dos municípios.

Premidos pelas necessidades e demandas dos cidadãos, os municípios propõem soluções que muitas vezes vão além das suas responsabilidades. Os entes estaduais e federais, por sua vez, não mostraram, ao longo do tempo, suficiente capacidade de planejamento e envolvimento dos atores locais e regionais para resolver essas questões. Falta definição legal e clareza sobre as regras políticas para a regionalização, e, além disso, o financiamento do sistema não é solidário.

A despeito da universalização restam vazios assistenciais importantes, principalmente nas partes remotas do país, em prejuízo da integralidade, com maior intensidade na média e alta complexidade, mas também na atenção básica.

Historicamente pertencentes à União e aos estados, serviços mais complexos foram instalados, ao longo do tempo, nas capitais e nos grandes centros urbanos, concentrados na faixa litorânea. No processo de construção do SUS, os estados incorporaram parte significativa dos serviços assistenciais federais. Nos últimos 35 anos, estados e muitos municípios criaram novos serviços de alta e média complexidade, com melhor distribuição nacional, sem alcançar efetiva democratização do acesso pelos cidadãos, sem um grau mínimo de coordenação dos atores públicos nesses esforços e na disponibilização dos recursos implantados. É evidente que essas tipologias de serviços não podem ser oferecidas nos 5.570 municípios do país.

Também sob a ótica da distritalização, cujo movimento se caracterizou na criação dos distritos de saúde e na configuração dos Sistemas Locais de Saúde (Silos), houve um grande desestímulo a sua consolidação e aprimoramento, já que a participação de outros níveis de atenção, além da atenção básica, foi episódica e localizada, o que desgastou as iniciativas inovadoras com bom potencial de consolidação. O pequeno estímulo sistêmico para a institucionalização de muitas das iniciativas, nesse sentido, também contribuiu sinergicamente para o retrocesso da proposta.

Para essa conjuntura ainda não foram criadas potentes instâncias decisórias regionais devidamente institucionalizadas, que pudessem equacionar de forma coordenada e integrada os obstáculos atuais da gestão do SUS.

Para enfrentar essa situação se recorre à ideia da regionalização, da qual já lançaram mão muitos países que possuem sistemas universais de saúde, sempre buscando maior equidade no acesso, integralidade, qualidade e racionalidade na oferta de respostas às necessidades da população de cada parte do território do país.

A necessidade de regionalização racionalizadora é amplamente reconhecida por todos os atores envolvidos na gestão do SUS, o que não significa que o caminho esteja traçado de maneira amplamente reconhecida como justa e adequada, nem que seja fácil encontrar as melhores soluções nesse campo.

Ao contrário do desejável, há, com excessiva frequência, uma verdadeira competição entre órgãos gestores, uma forte atomização da gestão do SUS em milhares de sistemas ineficientes, iníquos e não resolutivos. Essa situação, que foi reconhecida, em 2001, pelo governo federal, por ocasião da emissão da primeira Norma Operacional da Assistência à Saúde (NOAS), ainda é vista da mesma maneira por muitos dos que atuam nos diferentes níveis de gestão do sistema.

O compartilhamento de recursos financeiros, ao ordenamento legal quanto à divisão de competências, à proposição de modelos de governança inclusivos, prerrogativas e comprometimentos de cada nível de governo, com eventual necessidade de ajuste de responsabilidades e divisão de poder de cada ente em prol da gestão compartilhada do sistema, são aspectos relevantes e que precisam ser enfrentados. Tudo isso exige um amplo acordo nacional e ajustes significativos na legislação referente ao tema.

Processo nacional de regionalização – ordenamento legal

A legislação nacional não cuidou suficientemente de criar instrumentos e mecanismos de compartilhamento da gestão de equipamentos e serviços

> A regionalização deve ter como fio condutor a ideia da solidariedade entre os atores governamentais, a democracia na tomada de decisões e a efetiva cooperação horizontal e vertical entre as instâncias de governo. Deve se assentar na criação de novos mecanismos formais de governança, na incorporação de novas tecnologias de comunicação e no aprofundamento da capacidade de coordenação das ações governamentais.

de saúde entre os distintos agentes com responsabilidade no tema, nem de induzir de forma satisfatória a regionalização, com a devida hierarquização dos recursos a serem disponibilizados. Cada nível de Governo detém suas próprias obrigações e prerrogativas, relativamente autônomas e estanques em si mesmas, com a consequente pulverização e competição no uso dos recursos públicos; má gestão da força de trabalho do âmbito do SUS; precarização e carência de pessoal, numérica e técnica; pobre alinhamento com a política pública definida nacionalmente; e incoerência dos modelos assistenciais com as modificações epidemiológicas em curso no país.

O enfrentamento da questão da regionalização, desde a década de 1990 e da Lei nº 8.080, resultou em diversas outras leis e normas no âmbito do Ministério da Saúde. Na década de 1990 foram publicadas diversas Normas Operacionais Básicas do SUS (NOB-SUS), mais especificamente nos anos 1991, 1993 e 1996, para promover a integração de ações entre as três esferas de Governo e desencadear o processo de descentralização, transferindo para os estados e principalmente para os municípios um conjunto de responsabilidades e algum recurso financeiro para operacionalizar o SUS, até então concentrados no nível federal. Esse esforço levou a que, em todo o Brasil, se organizassem secretarias municipais de saúde e se implantassem serviços de atenção básica à saúde, ainda que de maneira bastante desigual, em decorrência das diferentes capacidades econômico-financeiras dos municípios, ou da baixa capacidade gerencial, ou de fatores relacionados às prioridades dos gestores municipais. Em 1996 já estava indicada, de modo ainda incipiente, a necessidade de se progredir na pactuação regional no âmbito do SUS.

No início do século XXI, emergiram os esforços dirigidos à regionalização. Em 2001 e 2002 foram promulgadas as NOAS-SUS, objetivando estabelecer o processo de regionalização como estratégia de integração e hierarquização dos serviços de saúde, instruídos pela ideia da busca de maior equidade, conforme estabelecido na CF e na Lei Orgânica da Saúde. Por essas normas, o processo de regionalização deveria contemplar uma lógica de planejamento integrado, sob a noção da territorialidade na identificação de prioridades de intervenção e de organização de sistemas racionais de saúde, que considerasse os municípios como unidades indivisíveis, a fim de garantir aos cidadãos o acesso às ações e serviços necessários para a resolução de seus problemas de saúde e otimizar os recursos disponíveis, uma vez que alguns procedimentos são raros e caros, não sendo desejável a ampla autonomia dos elementos constituintes do sistema (municípios, estados e união) na definição da incorporação de tecnologias de saúde, notadamente aquelas de maior complexidade e custo.

A Figura 3.1 apresenta as 436 regionais do Brasil, já mencionadas.

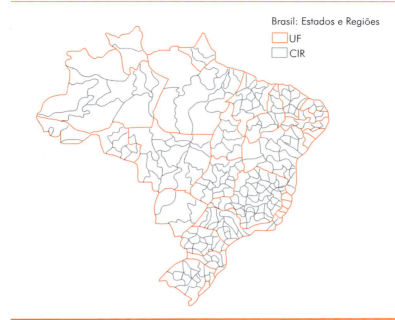

FIGURA 3.1 ■ Mapa das 436 regionais de saúde do Brasil, conforme definidas em 2005.
Fonte: Datasus.

UF, Unidade Federativa; CIR, Comissões Intergestoras Regionais.

Em 2006, foi dada a partida ao Pacto pela Gestão, componente do Pacto pela Saúde, assinado pelos governos federal, estaduais e municipais, com a proposta de redefinir responsabilidades coletivas dos três níveis federativos; definir prioridades, objetivos e metas no âmbito setorial; fortalecer a cogestão com os CGR, representadas ali secretarias estaduais e municipais de saúde de cada região (Portaria do Ministério da Saúde [MS] no 399/2006).

Já em 2010 foi editada a **Portaria MS no 4.279**, que definiu as áreas de abrangência territorial e populacional sob a responsabilidade das RAS e o processo de regionalização como estratégia fundamental para sua configuração e emitiu novas diretrizes para a configuração de RAS e para a regionalização nos estados. Em 2011, o **Decreto no 7.508** tratou da implantação das Redes Regionais de Atenção à Saúde (RRAS) como estratégia para ordenar regionalmente os níveis de atenção básica, média e de alta complexidade, além de criar mecanismos e instrumentos para a regionalização, como o Contrato Organizativo da Ação Pública (COAP), os CGR, os Comitês Gestores das Redes de Atenção à Saúde (CGRedes), entre outros.

Passados esses anos, ainda persiste uma série de problemas relativos à divisão territorial em regiões, conforme a Figura 7.1 apresentada. Segundo Santos (2015),

> [...] muitas dessas regiões de saúde são incapazes de atender 95% das necessidades de saúde de sua população, o que demandaria um esforço de avaliação e repactuação das regiões. De todo o modo, como prevê a própria legislação, a integralidade da assistência deve ser feita por meio das Redes de Atenção à Saúde, que podem estar compreendidas no âmbito de uma única região de saúde, ou de várias delas, conforme as diretrizes pactuadas nas Comissões Intergestores Regionais (CIR).

Outra questão, segundo Silva e Mota (2016), se refere

> à organização das redes de atenção à saúde, como o fluxo de informação, a continuidade do cuidado, a participação dos gestores estaduais no processo e a própria configuração das redes. A atuação das CIR, por sua vez, é ainda mais controversa, na medida em que diversas pactuações foram mal avaliadas pelos gestores municipais, os quais supostamente participaram desse processo. Isso sem falar no desconhecimento de muitos gestores a respeito da celebração de acordo por meio do contrato organizativo da administração pública para a saúde (COAP).

Considerações finais

A despeito dos mais de 15 anos de experimentações e edição de normas tratando do tema, ainda é incipiente o processo de regionalização do SUS, não estando consolidado, ainda, um amplo acordo entre os três níveis de gestão quanto aos principais aspectos para a condução desse essencial elemento da organização do sistema. Predominou, no entanto, uma concepção de regionalização polarizada entre a União e os Municípios, tendo os Estados baixa participação nesse processo.

— Atividades

1) Por que é necessário evoluir na regionalização do Sistema Único de Saúde (SUS) no Brasil?

Gabarito: Depois de um longo processo de municipalização, evidencia-se forte dificuldade na oferta de serviços de média e alta complexidade em todas as partes do território nacional, gerando multiplicidade e irracionalidade na oferta de determinados tipos de serviços. A pactuação efetiva entre os municípios e as estruturas regionais de saúde, com participação ativa da União e de prestadores, principalmente de caráter público e filantrópico, poderá permitir almejar maior racionalidade na organização de tais respostas no campo da saúde pública.

2) O que é e o que propõe a atual regulamentação federal sobre a regionalização do SUS?

Gabarito: O Decreto Federal nº 7.508/2011 tratou da implantação das Redes Regionais de Atenção à Saúde (RRAS) como estratégia para ordenar regionalmente os níveis de atenção básica, média e alta complexidade e criou mecanismos e instrumentos para a regionalização, como o Contrato Organizativo da Ação Pública (COAP), os Colegiados de Gestão Regional (CGR), os Comitês Gestores das Redes de Atenção à Saúde (CGRedes), entre outros. Com poucas exceções, esta pactuação e seus respectivos contratos não foram implementados pelos estados brasileiros.

▬ Leituras sugeridas

Santos M. A natureza do espaço: técnica e tempo: razão e emoção. 4. ed. São Paulo: Edusp, 2012.

Santos L. Sim, a regionalização é o caminho! In: Pereira AL et al. Regionalização é o caminho: reflexões, diálogos e narrativas sobre as regiões de saúde no Estado de São Paulo. v. 4. São Paulo: Pyxis Editorial, 2015 [acesso em 03 dez 2016]. Disponível em: www.cosemssp.org.br/downloads/Cad-IV-Regionalizacao.pdf.

Viana ALA, et al. Tipologia das regiões de saúde: condicionantes estruturais para a regionalização no Brasil. Saúde Soc. 2015; 24(2):413-22.

Mello GA, Pereira APC, Iozzi FL, Uchimura L, Demarzo MMP, Viana ALA. O olhar gestor sobre a regionalização da saúde brasileira. Novos Caminhos [periódicos na internet]. 2016 [acesso em 03 dez 2016];(9). Disponível em: www.resbr.net.br/wp-content/uploads/2016/03/Novos-Caminhos-9.pdf.

Silva HP, Mota PHS. Regionalização da saúde e integração dos serviços: evidências sobre o atual estágio de conformação das regiões e redes de atenção à saúde na perspectiva dos municípios brasileiros. Novos caminhos [periódicos na internet]. 2016 [acesso em 03 dez 2016];(11). Disponível em: www.resbr.net.br/wp-content/uploads/2016/06/Novos-Caminhos-11.pdf.

Sistema suplementar de saúde no Brasil

*Nivaldo Carneiro Junior e
Andrea de Luna Freire Carvalho*

Objetivos

- Contextualizar o surgimento e a organização do setor privado em saúde no Brasil.
- Compreender a relação do setor privado de saúde com o Sistema Único de Saúde (SUS), a partir da Constituição Federal (CF) de 1988.
- Entender os mecanismos legais e institucionais de regulação da Saúde Suplementar no Brasil.

Introdução

A CF estabeleceu a saúde como direito social, garantido por meio do SUS, de caráter universal, público e gratuito. Estabeleceu ainda, que é livre a prestação privada e de caráter lucrativo da assistência à saúde, todavia, esta deve ocorrer de maneira complementar ao SUS. Assim, a partir dessa definição, o setor privado de saúde passa a ser denominado "setor suplementar".

Data da década de 1940 o surgimento desse setor suplementar de saúde no Brasil, prestando serviços aos empregadores públicos. Todavia, é a partir dos anos de 1960 que se tem um grande incremento dessas empresas privadas, acompanhando o crescimento das indústrias metalúrgicas e automobilísticas, com importante concentração no estado de São Paulo. Nesse período, surge a medicina de grupo, seguida pela cooperativa médica (Unimed), com apoio do Estado brasileiro por meio de convênios com o Instituto Nacional da Previdência Social (INPS), para atender os trabalhadores do mercado formal. Esse setor teve sua grande expansão durante a década de 1980 e consolidou-se nos anos seguintes.

Saúde suplementar

A saúde suplementar é formada por uma cadeia complexa, composta por inúmeros segmentos: operadoras de planos e seguros de saúde, hospitais, clínicas, serviços de análises laboratoriais e de diagnósticos por imagem, indústria farmacêutica, empresas produtoras de equipamentos e tecnologia de informação, entre outros.

Existem diversas modalidades de operadoras de planos e seguros de saúde, sendo as principais: autogestão, cooperativa médica, cooperativa odontológica, medicina de grupo e seguradora especializada em saúde. Cada uma delas possui características e funcionamentos próprios. O Quadro 4.1 apresenta a definição das modalidades de operadoras de planos de saúde.

A regulamentação, o controle e a relação da saúde suplementar com o SUS aparecem na Lei Federal nº 9.656, de 3 de junho de 1998, 10 anos após a promulgação da CF — marco legal da regulação em saúde.

QUADRO 4.1 ■ Conceitos fundamentais das modalidades de planos de saúde

Autogestão	Serviços de saúde oferecidos por determinadas instituições e/ou empresas aos seus empregados e respectivos dependentes familiares, que têm descontos em folha de pagamento. Não comercializam planos de saúde. Possuem rede assistencial própria e credenciada.
Cooperativa médica	Organizações caracterizadas por não terem fins lucrativos, nas quais os médicos são sócios e prestadores. Administram planos de saúde e possuem rede assistencial própria e credenciada.
Medicina de grupo	Empresas médicas que comercializam planos de saúde, com diferentes valores, correspondentes aos tipos de serviço e procedimento. Possuem rede hospitalar e ambulatorial próprias, além de rede credenciada.
Seguradora de saúde	Empresas que comercializam seguros de saúde. Não possuem rede assistencial própria e sim credenciada. Oferecem a possibilidade de reembolso quando o beneficiário utiliza serviços que não constam na lista credenciada.

O objetivo da saúde suplementar é o lucro (como nos casos das modalidades lucrativas medicina de grupo, cooperativas médica e odontológica e seguradoras de saúde) ou a auto-organização para a prestação de assistência médica a um segmento social específico (como na modalidade de autogestão).

Estima-se que um quarto da população brasileira esteja vinculada a algum plano e seguro de saúde dessas operadoras, cujos padrões assistenciais são proporcionais ao valor das mensalidades pagas. A maioria dos serviços contratados pelos beneficiários ocorre por planos coletivos e cada vez menos por planos individuais. A maior concentração de beneficiários está na região Sudeste, seguida das regiões Sul, Centro-Oeste, Nordeste e Norte.

No ano 2000, por meio da **Lei Federal nº 9.961**, é criada a Agência Nacional de Saúde Suplementar (ANS), autarquia subordinada ao Ministério da Saúde. Sua finalidade institucional é a de defender o interesse público, regulando as operadoras no que diz respeito às relações com prestadores de serviço e consumidores, além de contribuir para o desenvolvimento das ações de saúde no país.

O papel da ANS como órgão regulador é o de normatizar, controlar e fiscalizar as atividades que garantam a assistência suplementar à saúde.

A Lei Federal nº 9.656/1998 foi um importante instrumento de regulação pública no país. Nessa perspectiva, por meio de seu art. 32, implanta-se o mecanismo do ressarcimento ao SUS, viabilizado pela ANS (Fig. 4.1). O ressarcimento estabelece que as operadoras devem, como obrigação legal, restituir ao SUS as despesas geradas pelos atendimentos prestados aos seus beneficiários de planos privados, quando estes são atendidos em hospitais públicos e/ou conveniados ao SUS, e cujo procedimento tenha cobertura prévia nos contratos firmados entre as partes. Atualmente é aplicado sobre os valores SUS o **índice de valoração do ressarcimento** de 1,5, um fator de correção. Sendo assim, deve-se ressarcir aos cofres públicos o valor do procedimento utilizado praticado pela Tabela SUS acrescido de uma vez e meia o seu valor.

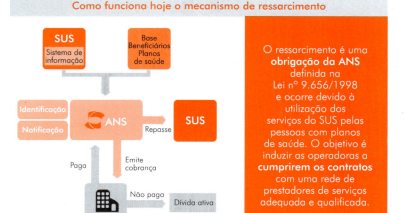

FIGURA 4.1 ■ Mecanismo de ressarcimento ao SUS.

Fonte: Departamento de Informática do SUS – DATASUS e Gerência-Geral de Ressarcimento ao SUS, 2014.

SUS, Sistema Único de Saúde; ANS, Agência Nacional de Saúde Suplementar.

O processo de ressarcimento é feito sem qualquer envolvimento (direto ou indireto) do beneficiário de plano privado que foi atendido pelo SUS. A identificação desses beneficiários é feita pela ANS, cruzando-se os dados do atendimento em uma instituição integrante do SUS com as informações que são disponibilizadas pelas operadoras.

É importante ressaltar que o art. 32 da Lei Federal nº 9.656 não faz qualquer distinção entre os variados tipos de atendimento prestado, sejam eles hospitalar, ambulatorial, hospital dia ou atendimento domiciliar, isto é, somente os atendimentos em caráter de internação realizados pelo SUS eram submetidos ao processo de identificação de beneficiários, e, portanto, ao ressarcimento ao SUS. A partir de 2015, contudo, a ANS publicou o Aviso de Beneficiários Identificados (ABI), contendo a identificação, com consequente cobrança, da Autorização de Procedimentos Ambulatoriais (APAC).

Considerações finais

Apesar dos ganhos e dos aspectos positivos, a regulamentação dos planos de saúde ainda é um tema que merece uma discussão maior, pela relevância da relação entre a saúde suplementar e o SUS. Tal relação deve ser orientada por uma política de defesa do direito à saúde, não focada somente na fixação de regras para o mercado. Ressalta-se, ainda, a necessidade de eliminar o conceito de que existiriam dois sistemas de saúde: o SUS para os pobres e a saúde suplementar para os trabalhadores formais e classe média.

Atividades

1) De que modo a Constituição Federal (CF) de 1988 define a relação do setor privado em saúde com o sistema público?

   Gabarito: O sistema privado tem caráter complementar ao Sistema Único de Saúde (SUS), sendo que a prioridade é dada às instituições filantrópicas e àquelas sem fins lucrativos, na contratualização com o Estado.

2) Quais, entre as modalidades de prestação de serviços da saúde suplementar, têm maior número de beneficiários?

   Gabarito: A medicina de grupo em primeiro lugar, seguida da cooperativa médica.

Leituras sugeridas

Junior EA, Kishima VSC. Panorama do setor suplementar de saúde brasileiro. In: Ibañez N, Elias PEM, Seixas PHD. Política e gestão pública em saúde. São Paulo: Hucitec Cealag, 2011. p. 126-146.

Bahia L, Scheffer M. Planos e seguros privados de saúde. In: Giovanella L, Escorel S, Lobato LVC, Noronha JC, Carvalho AI. Políticas e sistema de saúde no Brasil. Rio de Janeiro: Fiocruz, 2008. p. 507-543.

Cuidados continuados integrados: uma proposta de rede de reabilitação e recuperação da funcionalidade

Karina Moraes Kiso e Paulo Carrara de Castro

Objetivos

- Apresentar informações sobre o envelhecimento populacional e a relação com os serviços de saúde no Brasil e no mundo.
- Definir cuidados continuados e suas linhas, bem como a articulação de serviços e gestão nesse âmbito.

Introdução

As mudanças nos padrões sociais, demográficos e epidemiológicos, caracterizadas basicamente pela urbanização intensa, pela inserção da mulher no mundo laboral, pelo aumento da expectativa de vida e queda da fecundidade com consequente envelhecimento progressivo da população, alteraram significativamente o contexto sanitário em muitos dos países tidos como "emergentes", entre eles o Brasil.

Observam-se mudanças na estrutura familiar, aumento do número de pessoas idosas que vivem sós e aumento da prevalência de pessoas com doenças crônicas incapacitantes. No Brasil, em 1992, havia 1,17 milhão de idosos vivendo sozinhos e, em 2012, esse número aumentou para 3,7 milhões.

O país apresentou alterações relevantes no seu perfil de morbimortalidade, diminuindo a incidência de mortes por doenças infectocontagiosas e aumentando as mortes por doenças cardiovasculares, típicas da população com idade mais avançada. Esse novo perfil sociodemográfico e epidemiológico do país requer respostas novas e diversificadas diante do inevitável aumento da procura por serviços de saúde e de assistência social por pessoas idosas com dependência funcional, doentes com múltiplas patologias crônicas e pessoas com doenças incuráveis em estado avançado e em fase final da vida.

No rol de proposições possíveis que oferecem respostas adequadas, existem aquelas que consideram as alternativas ambulatoriais e outras que operam nos regimes de internamento, considerando a gravidade do problema e a intensidade terapêutica necessária associada às situações sociais nas quais essas condições ocorrerão.

Envelhecimento populacional e serviços de saúde

Sobre o envelhecimento populacional e a necessidade de leitos, muitas vezes, entende-se, erroneamente, que o envelhecimento da população aumenta a necessidade de leitos hospitalares. Embora haja aumento na necessidade de cuidados atribuídos às doenças crônicas, a assistência prestada em leitos agudos é parcial e limitada.

A redução do número de leitos por habitante, contudo, vem ocorrendo em boa parte do mundo. O índice médio de leitos hospitalares/1.000 habitantes dos países da Organização para Cooperação e Desenvolvimento Econômico (OCDE) caiu de 5,4 em 2000 para 4,6 em 2010. Nos países da OCDE, porém, a redução ocorreu em parte pelo avanço da tecnologia, que permitiu o aumento do número de procedimentos que não necessitam de internação, bem como a redução da média de permanência dos pacientes e da oferta de outras propostas de cuidado. Uma parte significativa da redução dos leitos hospitalares no mundo desenvolvido ocorreu também por conta do novo modelo de gestão e financiamento do sistema de saúde, antes de responsabilidade exclusiva da saúde e agora sob responsabilidade compartilhada dos organismos de seguridade social, pois entende-se que a unidade de internamento é uma interface entre o cuidado em saúde e social do indivíduo.

No Brasil, a escassez de serviços voltados para a recuperação da funcionalidade e continuidade de cuidados de reabilitação integral e promoção de autonomia gera um contingente de usuários com maior número de reinternações hospitalares decorrentes da alta precoce hospitalar ou em permanência prolongada em serviços inadequados para o cuidado demandado. Ao analisar as readmissões no sistema de serviços hospitalares no Brasil em 2006, é possível notar diversos fatores associados às reinternações, como saída prematura, baixa adesão ao tratamento, idade avançada, sexo masculino, doença crônica, situação de isolamento social, recidiva não evitável e cuidados de saúde e procedimentos de reabilitação inadequados.

Em Portugal, idosos representaram, em 2003, 32,3% do total das altas hospitalares e cerca de 48,7% do total de reinternações, 53% das internações com mais de 20 dias e 49,3% das internações com mais de 30 dias. Observou-se também que 24,2% (253.004) das altas hospitalares foram decorrentes de internação por doenças crônicas conducentes a dependências. A influência dessas informações para o planejamento do sistema de assistência à saúde e financiamento público em Portugal foi de suma importância.

Nos Estados Unidos, um estudo multicêntrico, prospectivo, de coorte, analisou as atividades de vida diária (AVD) de 1.279 pessoas com 70 anos ou mais na pré-admissão hospitalar, na alta e após três meses, e observou que 31% da população apresentou diminuição nas AVD, demonstrando o declínio funcional durante a internação.

Como alternativa a essa demanda diferenciada de cuidado, muitos países passaram por um processo histórico de estruturação dos sistemas de saúde, tipo de prestação de assistência (ajustado aos diferentes grupos de pessoas em situação de dependência) e operacionalização das estratégias de financiamento.

Esse quadro levou muitos países da Europa a reestruturarem seus serviços e o próprio sistema de saúde. O Reino Unido desenvolveu o designado NHS Continuing Healthcare, e a Catalunha, uma rede sociossanitária que combina os serviços de saúde e os de assistência social que serviram de modelo de base para que Portugal criasse a Rede Nacional de Cuidados Continuados Integrados (RNCCI), cujo objetivo é prestar cuidados de saúde e sociais às pessoas em situação de dependência. Também tem sido desenvolvidas outras experiências e programas, cuja política de saúde está direcionada para resolução das altas tardias, em diferentes países, não necessariamente integrados em redes, como a Gestão de Caso, desenvolvida na Itália, Dinamarca, Escócia, Estados Unidos e Reino Unido; o Sistema de Serviços Integrados para Pessoas Idosas, no Canadá; o Projeto de Syracuse, em Nova Iorque, nos Estados Unidos; o Programa de Admissão Hospitalar de Risco e a Iniciativa para a Continuidade dos Cuidados, na Austrália.

Um estudo foi realizado em Copenhague, na Dinamarca, com 1.197 pacientes, cujo diagnóstico inicial era acidente vascular cerebral (AVC) na fase aguda, que receberam terapia reabilitadora e foram acompanhados por seis meses com avaliações funcionais periódicas usando a escala de Barthel. Após seis meses de reabilitação, 46% desses pacientes não tinham alteração nas AVD e 26% tinham alterações mínimas. Cerca de 80% dos pacientes alcançaram seus melhores desempenhos funcionais pós-AVC em seis semanas de terapia reabilitadora com intervalo de confiança (IC) 95% 5,3 – 6,7, justificando a necessidade de empenho assistencial intensivo nessa fase de convalescença da doença.

Cuidados continuados

Cuidados continuados trata-se de uma estratégia de cuidados intermediários – anteriores ao retorno ao domicílio –, cujo foco se localiza entre os cuidados hospitalares, de caráter agudo ou crônico reagudizado, e a atenção básica (inclusive a atenção domiciliar) (Fig. 5.1).

Cuidados continuados integrados são um conjunto de medidas de intervenção que visam a promover a reabilitação e a recuperação da funcionalidade física, mental e/ou social de indivíduos em situação de dependência e/ou perda de autonomia parcial ou total.

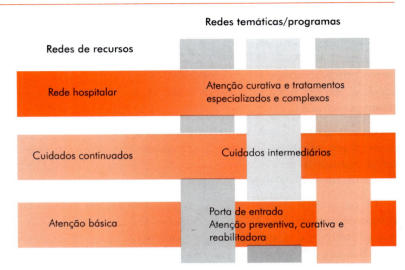

FIGURA 5.1 ■ Esquema representativo da relação entre cuidados continuados e os níveis de atenção à saúde.

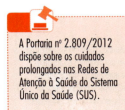

A Portaria nº 2.809/2012 dispõe sobre os cuidados prolongados nas Redes de Atenção à Saúde do Sistema Único da Saúde (SUS).

Os serviços prestados pelas unidades de continuados são orientados àqueles usuários que, estando em condições de receber alta hospitalar, apresentam uma doença de base ou se encontram em fase de recuperação de um processo agudo, com perda recente e transitória de autonomia potencialmente recuperável; são pacientes estáveis do ponto de vista clínico, mas que necessitam de cuidados – em intensidade ou frequência elevada – inviáveis de serem prestados em contextos alternativos, como o domicílio, ambulatório ou residências/lares de longa permanência.

Esse novo modelo caracteriza-se pela configuração de respostas com tipologias de cuidados específicas que visam a dar cobertura aos diferentes grupos de pessoas em situação de dependência funcional e aos diferentes momentos e circunstâncias da própria evolução das doenças e situações sociais. Assim, a finalidade é promover, simultaneamente, a autonomia e a participação dos destinatários no seu processo de cuidados, bem como reforçar as capacidades e competências das famílias para lidar com essas situações.

De acordo com o Relatório de Monitorização da Rede de Cuidados Continuados Integrados de Portugal, em 2014, ao avaliar o instrumento do Plano Individual de Intervenção, observou-se aumento de quatro vezes no número de pacientes autônomos entre a admissão e a alta.

No Brasil, a Portaria do Ministério da Saúde nº 2.809, de 2012, estabeleceu a organização dos cuidados prolongados, como uma proposta similar a dos cuidados continuados integrados para a Rede de Atenção às Urgências e Emergências (RUE) e as demais redes temáticas de atenção à saúde no âmbito do SUS. Pela portaria, os cuidados prolongados "destinam-se a usuários em situação clínica estável, que necessitem de reabilitação e/ou adaptação a sequelas decorrentes de processo clínico, cirúrgico ou traumatológico, e têm como objetivo geral a recuperação clínica e funcional, a avaliação e a reabilitação integral e intensiva da pessoa com perda transitória ou permanente de autonomia potencialmente recuperável, de forma parcial ou total, e que não necessite de cuidados hospitalares em estágio agudo".

Público-alvo

Uma **rede de cuidados continuados** define como destinatários-alvo de seus serviços cidadãos em uma ou mais das seguintes situações:

- pessoas em situação de perda de autonomia, portadoras de diversos tipos e níveis de dependência, e que necessitam de intervenções de saúde sequenciais e de apoio social;

- pessoas idosas com critérios de fragilidade;

- pessoas com doenças crônicas evolutivas e dependência funcional grave – física ou psíquica, progressiva ou permanente;

- pacientes com doenças em estágio terminal.

Linhas de cuidados continuados

Os cuidados continuados ou prolongados oferecem tipologias específicas de cuidados para dar cobertura aos diferentes grupos de pessoas em situação de dependência funcional, assim como aos diferentes momentos e circunstâncias de evolução das doenças e das situações sociais.

Propõem-se quatro linhas de cuidados para essa tipologia de pacientes, que podem ou não estar em unidades independentes, mas que se recomenda que estejam em áreas segregadas, justamente motivadas pela tecnologia e pela dinâmica de assistência a ser oferecida. Os cuidados de saúde são assegurados por quatro tipos de unidades de internamento – articuladas a hospitais que atendem pacientes com patologias agudas – instaladas em espaços físicos próprios: convalescentes; média permanência; longa permanência; e cuidados paliativos. O Quadro 5.1 descreve essas unidades.

QUADRO 5.1 ■ Tipos de unidades de atendimento

Linha de convalescentes	É destinada a pacientes com perda transitória de autonomia, que requeiram cuidados de saúde que, por sua frequência, complexidade e/ou duração, não podem ser prestados no domicílio. Os pacientes deverão apresentar, além de perda recente de autonomia, a necessidade de cuidados em programas de reabilitação, com duração previsível igual ou menor que 30 dias.
Linha de média permanência	É oferecida para prestar cuidados clínicos, de reabilitação e de apoio psicossocial, para pacientes cujo período de internamento tenha uma previsão de ser superior a 30 dias e inferior a 90 dias consecutivos para cada admissão.
Linha de longa permanência	A orientação é proporcionar cuidados que previnam e retardem o agravamento da situação de dependência, favorecendo o conforto e a qualidade de vida, por um período de internamento superior a 90 dias consecutivos.
Cuidados paliativos	São propostas unidades de internamento, preferencialmente localizadas ou próximas a um hospital tradicional, são oferecidos acompanhamento, tratamento e supervisão clínica para pessoas em situação complexa e sofrimento decorrente de doença severa e/ou avançada, incurável e progressiva.

Articulação dos serviços e gestão do paciente

Uma rede de cuidados continuados pressupõe a articulação de todos os serviços relacionados ao atendimento em saúde, com o intuito de garantir a continuidade assistencial, incrementar a congruência entre as intervenções, aumentar a efetividade em tarefas complexas interdependentes e promover a integração entre os níveis de assistência (Fig. 5.2).

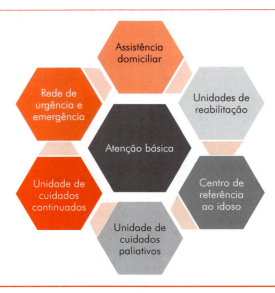

FIGURA 5.2 ■ Representação da integração da rede de cuidados continuados.

A conexão entre os serviços em saúde deve se caracterizar pela efetiva transferência/troca de informações, permitindo a elaboração de um plano unificado de cuidados ao paciente e viabilizando sua execução de forma complementar e coordenada no tempo, evitando que se desperdicem ou se multipliquem exames e serviços solicitados.

A responsabilidade pela articulação entre os diversos níveis de assistência é das equipes de gestão do paciente, que desempenham as funções de avaliação, planejamento, facilitação da escolha de opções e serviços que deem resposta às necessidades do indivíduo. Com os mecanismos de comunicação e os recursos disponíveis, cabe a elas promover resultados de qualidade, eficientes e eficazes.

Para melhor articulação da abordagem multidisciplinar requerida pelos cuidados continuados, adota-se a estratégia de designar um gestor clínico. Desempenhando o papel de um "provedor" do doente e da família, no contexto da prestação dos cuidados de saúde, ele se torna também o interlocutor entre os vários serviços assistenciais.

O gestor clínico é o elemento de articulação entre todos os interventores, facilitando a comunicação e a coordenação entre as equipes prestadoras de cuidados e o acesso aos recursos disponíveis.

Outra instância muito importante é a equipe de gestão de alta, constituída nos hospitais de cuidados agudos, composta basicamente por médico, assistente social e enfermeiro.

São competências da equipe de gestão de alta:

- Facilitar a identificação e a avaliação biopsicossocial precoce dos pacientes que requeiram continuidade de cuidados após alta hospitalar.

- Recomendar opções para a continuidade dos cuidados adequados às necessidades identificadas.

- Estabelecer ligação com os recursos disponíveis na comunidade, de modo a promover o acesso dos pacientes a eles. A decisão de qual unidade receberá o paciente e a sua referência devem ser feitas com antecedência mínima de 48 horas, em relação à alta hospitalar.

- Articular-se diretamente com as unidades de cuidados continuados e efetuar as comunicações e procedimentos necessários, com uma antecedência mínima de 48 horas da data prevista para a alta, para garantir o acesso dos pacientes à alternativa de continuidade que mais os beneficiará.

- Colaborar com o paciente, família/cuidador e equipe clínica do hospital, no planejamento e na facilitação da alta.

- Garantir apoio e acompanhamento ao paciente e à família ou ao cuidador, durante o processo de planejamento de alta hospitalar.

- Dar apoio às equipes clínicas do hospital na identificação e sinalização de pacientes que necessitarão de cuidados continuados, após a alta hospitalar.

- Articular-se com os serviços de internação do hospital, de modo a garantir o reingresso do paciente – diretamente das unidades de cuidados continuados – em caso de reagudização do quadro clínico.

- Criar registros e/ou relatórios adequados, referentes a todas as fases do processo de transferência, com a identificação das ações, das intervenções, da situação dos pacientes e dos eventuais incidentes críticos.

Os pacientes internados nos hospitais tradicionais ou de casos agudos são avaliados quanto à necessidade de suporte continuado que justifique a internação nas unidades de cuidados continuados, com base em critérios de admissão e avaliação definidos pelas equipes de gestão.

Nas unidades hospitalares, a identificação e a sinalização dos pacientes eleitos devem ocorrer de forma precoce, antes da data prevista de alta. Uma vez admitido na unidade de cuidados continuados, o paciente passará por uma avaliação integral, completa, baseada em um modelo funcional de caracterização do paciente que contempla (Fig. 5.3):

- **Função física** – avaliação da capacidade funcional, das doenças existentes e terapêuticas utilizadas.
- **Função cognitiva** – avaliação de memória, capacidade de compreensão e capacidade de tomar decisões.
- **Função social** – avaliação do suporte familiar e financeiro disponível.

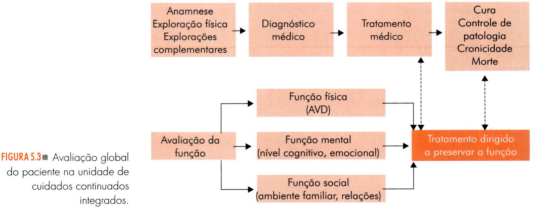

FIGURA 5.3 Avaliação global do paciente na unidade de cuidados continuados integrados.

AVD, atividade de vida diária.

A avaliação do paciente exige um trabalho em equipe multidisciplinar, para que se identifiquem todas as necessidades envolvidas na recuperação da saúde do indivíduo. Essa avaliação sistêmica tornará possível planejar a abordagem e o tratamento de todos os aspectos intervenientes em cada caso, consolidando-os em um **plano terapêutico global**

A construção do plano terapêutico é realizada em conjunto pelos membros da equipe multidisciplinar, no momento da internação, destacando-se que ele deverá ser revisto com periodicidade. Para cada plano, a equipe multidisciplinar também definirá metas mensuráveis – em curto, médio e longo prazos –, que servirão tanto para orientar adequações necessárias no decorrer do tratamento como para garantir que ele seja executado dentro de padrões controláveis de qualidade (Fig. 5.4).

Note-se que essa própria abordagem – integral e articulada de forma multidisciplinar –, de *per si*, já favorece a melhora significativa na funcionalidade do paciente: diminui a quantidade de fármacos a serem administrados pela detecção de prescrições conflitantes, redundantes ou desnecessárias; permite organizar e otimizar os cuidados gerais; oferece escalas específicas de avaliação para cada caso; e define protocolos de atendimento mais adequados a cada caso.

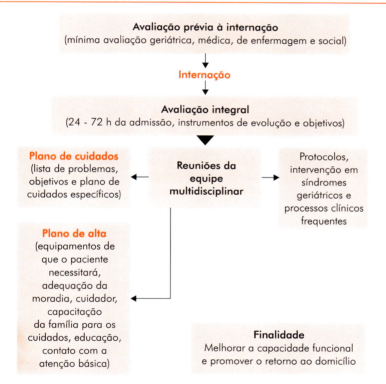

FIGURA 5.4 ■ Processo de trabalho nas unidades de cuidados continuados integrados.

Considerações finais

Diante da percepção de que a estrutura tradicional de cuidados à população que está envelhecendo não corresponde às necessidades exigidas, os cuidados continuados integrados apresentam-se como uma tipologia de serviço capaz de responder à nova demanda e constituem um modelo de gestão do cuidado para o planejamento geral de políticas e serviços públicos.

Caso clínico

Paciente KMK, 65 anos, tem diabetes e é hipertenso, totalmente independente nas atividades de vida diária (AVD) e atividades instrumentais de vida diária (AIVD), deu entrada no pronto-socorro com quadro de acidente vascular cerebral (AVC), foi submetido a tratamento clínico e encontra-se no momento da alta hospitalar parcialmente dependente das AVD e AIVD. Mora com esposa de 75 anos que possui demência de Alzheimer e não tem filhos, portanto, apesar de ter condições clínicas para alta, ficará internado aguardando vaga de retaguarda.

■ Atividades

1) Como planejar a alta hospitalar do paciente do caso clínico? Em que momento isso deveria ser feito?

Gabarito: Percebe-se que o momento de início do planejamento de alta deveria ter sido na chegada ao pronto-socorro. A identificação de vulnerabilidade, nesse caso, de cuidador idoso, seria fundamental para elaborar estratégias de desospitalização. Os pacientes idosos, portadores de doenças crônicas, são os mais suscetíveis a eventos cardiovasculares potencialmente disfuncionalizantes e, portanto, necessitam de cuidados diferenciados. De fato, esse é o cenário comum na saúde do país e atualmente o sistema de saúde não consegue responder a essa nova demanda de cuidado. É nesse cenário que surgem as unidades de cuidados integrados, apresentando um conjunto de medidas de intervenção que visam a promover a reabilitação e recuperação da funcionalidade física, mental e/ou social de indivíduos em situação de dependência e/ou perda de autonomia parcial ou total. Trata-se de uma estratégia de cuidados intermediários – anterior ao retorno ao domicílio –, cujo foco se localiza entre os cuidados hospitalares, de caráter agudo ou crônico reagudizado, e a atenção básica (inclusive a atenção domiciliar).

O planejamento de alta hospitalar deveria ser feito desde a entrada do paciente, de preferência por uma equipe multiprofissional (mínimo médico, enfermeiro e assistente social), avaliando as dimensões físicas/funcionais, cognitivas e sociais, além dos riscos inerentes, e traçado um projeto terapêutico singular (PTS) articulado com a rede, quer seja atenção básica, quer sejam outros serviços de saúde. Idealmente, o paciente já deveria ter iniciado sua reabilitação durante a internação, pois há evidência de melhora funcional importante na reabilitação precoce destes pacientes.

■ Leituras sugeridas

UMCCI. Unidade de Missão para os Cuidados Continuados Integrados (2009) – Guia da Rede Nacional de Cuidados Continuados Integrados (RNCCI). Disponível em: www.acss.min-saude.pt/wp-content/uploads/2016/07/guia-da-RNCCI.pdf.

Moraes EN. Atenção à saúde do idoso: aspectos conceituais. Brasília: Organização Pan Americana de Saúde, 2012.

Lopes M. Plano Nacional de Saúde 2011-2016: Cuidados Continuados Integrados em Portugal – analisando o presente, perspectivando o futuro. Évora: Universidade de Evora, 2010 [acesso em 28 nov 2016]. Disponível em: http://pns.dgs.pt/files/2010/08/CSC1.pdf.

PNAD. Pesquisa Nacional por Amostras de Domicílio 2008. Um panorama da saúde no Brasil: acesso e utilização dos serviços, condições de saúde e fatores de risco e proteção à saúde [acesso em 28 nov 2016]. Disponível em: www.bvsms.saude.gov.br/bvs/publicacoes/pnad_panorama_saude_brasil.pdf.

SEÇÃO II

RECURSOS HUMANOS EM SAÚDE

Equipe de saúde

*Patrícia Martins Montanari e
Regina Maria Giffoni Marsiglia*

Objetivos

- Apresentar e contextualizar as práticas individuais e coletivas de saúde.
- Descrever o conceito de equipe de saúde.
- Relacionar a especialização da saúde à constituição das práticas colaborativas e interprofissionais.

Introdução

O processo de especialização em saúde se iniciou em meados do século XIX, concomitantemente às sucessivas reestruturações produtivas, e se intensificou ao longo do século XX, quando surgiram novas categorias profissionais, como médicos sanitaristas, educadores sanitários, nutricionistas, enfermeiros de saúde pública, fonoaudiólogos e terapeutas ocupacionais. É, também, nesse período que você pode notar mudanças significativas nas práticas de médicos, enfermeiros, assistentes sociais e dentistas.

As mudanças nessas áreas de trabalho resultaram em uma nova divisão do trabalho em saúde, na qual se inscreve o chamado **trabalhador coletivo**, ou seja, o conjunto dos trabalhadores que atuam no "todo" representado pelo trabalho médico na sociedade. Esses trabalhos, por sua vez, geram outras/novas interações de suas ações específicas, ainda orientadas e dependentes do trabalho médico, portanto, reprodutoras do modo de produção capitalista em seu estágio mais tradicional e conservador, o neoliberalismo.

Assim, evidencia-se a centralidade do médico na estrutura das ocupações em saúde, em que ele repassa aos demais trabalhadores as dimensões operacionais da prestação da assistência, e preserva em sua intervenção a dimensão intelectual, estabelecendo complementariedades com trabalhos que lhe são hierarquicamente subordinados e dependentes. Dessa forma, se mantém uma relativa autonomia entre as partes e o controle nuclear da intenção médica, o que propicia amplo domínio sobre a estruturação e o desenvolvimento de sua profissão. ■

Histórico do trabalho em saúde no Brasil

Divisões de trabalho

A **divisão vertical do trabalho** revela as subordinações e dominações, uma vez que as dimensões intelectual e operacional são separadas, como é o caso da relação entre os diversos trabalhadores que compõem a área de enfermagem ou mesmo a relação desta com os profissionais médicos, o que sugere que o trabalhador coletivo aparece mais nesse tipo de divisão.

Na **divisão horizontal** coexistem distintas posições sociais e autoridades técnicas e pressupõe-se a especificidade de certos procedimentos, o que confere certa independência aos profissionais, que se relacionam diretamente ao tipo de intervenção, de natureza clínica, cirúrgica, diagnóstico e/ou terapêutica, ainda que derivados e encaminhados pelo ato médico.

Práticas de saúde no Brasil

As práticas institucionais de saúde no Brasil demandaram distintas formas de atuação:

- ações mais voltadas para o coletivo;
- ações direcionadas para o individual;
- ações mais coercitivas e autoritárias;
- ações educativas, ainda que autoritárias e burocratizadas em essência.

As práticas institucionais foram marcadas também por certa diversidade profissional, que foi se atualizando ao longo do tempo. No início do século XX, o chamado **campanhismo** foi o conjunto dessas ações, destinadas a combater as epidemias urbanas, por exemplo, e, mais tarde, as endemias rurais.

Quanto às práticas individuais, os agentes habilitados para os cuidados de saúde ainda eram poucos e com formação eminentemente prática. Destacam-se os enfermeiros, responsáveis pelos cuidados e necessidades cotidianas dos doentes, como a administração de medicação e higiene, a domicílio ou nas enfermarias hospitalares.

A partir das novas reorganizações dos serviços e processos de trabalho, nos moldes do modelo da **educação sanitária**, foram priorizados os centros de saúde, cujo conjunto de atividades era voltado para a prevenção dos agravos à saúde, com atenção especial à infância e ao controle de doenças venéreas.

> A produção do cuidado médico, que ocorria de forma individualizada em gabinetes privados ou consultórios médicos, era chamada de medicina liberal.

Estrutura hospitalar

A estrutura hospitalar passou por várias mudanças, percebidas quando a divisão do trabalho e os novos profissionais assumiram maior complexidade. Nessa configuração, nota-se grande concentração de enfermeiros e médicos e, entre eles, a prevalência de especialidades cirúrgicas, sobretudo nas Santas Casas e Hospitais Beneficentes. A partir de 1940, entretanto, novos especialistas são incorporados ao trabalho hospitalar, como o nutricionista, que passaria a assumir trabalhos até então pertencentes à enfermagem (supervisão de dietas e dos serviços da cozinha).

Conceitos fundamentais sobre equipe

No âmbito dos estudos de recursos humanos, são raras as definições de equipe, pois o que prenomina é a abordagem técnica, na qual estão descritas as tarefas e as atribuições que compõem cada área profissional. Assim, a noção de **equipe multiprofissional** é tomada como uma realidade dada, uma vez que existem profissionais de diferentes áreas atuando conjuntamente.

> Como a noção de equipe multiprofissional parece estar implícita na realidade das instituições, a articulação de ações e trabalhos especializados não é problematizada de forma adequada.

Você precisa saber que existem três concepções distintas sobre trabalho em equipe, veja o detalhamento delas no Quadro 6.1.

QUADRO 6.1 ■ Concepções de equipes de trabalho

Foco em resultados	Equipe concebida como recurso para o aumento da produtividade e da racionalização
Foco nas relações	Referência nos conceitos da psicologia, as equipes têm base nas relações interpessoais e nos processos psíquicos
Foco na interdisciplinaridade	Articulação dos saberes na divisão do trabalho, ou seja, a especialização do trabalho em saúde

Fonte: Fortuna 1999.

Peduzzi (2001) sugere que o trabalho em equipe consiste em uma certa modalidade do trabalho coletivo, em que se observa uma distinção entre **equipe agrupamento** e **equipe integração** (Fig. 6.1). Nas duas modalidades de equipe identificam-se o plano das ações e o plano dos agentes, sendo que na equipe do tipo agrupamento ocorre uma "justaposição" entre os dois planos mencionados, ao passo que no tipo integração há uma articulação entre a ação, os agentes e os saberes técnicos, facilitada pelos canais de comunicação construídos pelos sujeitos do trabalho.

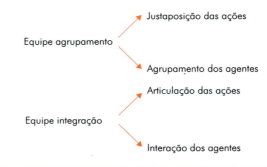

FIGURA 6.1 ■ Tipos de equipes de trabalho.

Portanto, a instância da comunicação passou a ser considerada característica (ou condição) fundamental para o trabalho em equipes de saúde, porque pressupõe a interação social e a comunicação entre os agentes do trabalho como o resultado da experiência e da consciência dos processos de formação e construção de identidades profissionais.

Decorrem daí o entendimento mútuo e a intersubjetividade agente-agente, que também caracterizam o trabalho em equipe, assim:

> o trabalho em equipe constituiria uma prática em que a comunicação entre os profissionais faz parte do exercício cotidiano do trabalho e os agentes operam a articulação das intervenções técnicas por meio da mediação simbólica da linguagem. Neste sentido, há que se considerar duas dimensões inerentes ao trabalho em equipe: a articulação das ações e a interação dos profissionais (Ciampone; Peduzzi, 2000; p. 144).

No que se refere à diversidade profissional, outro indicador de equipe, o aspecto da interação, se direciona a intersecções entre as intervenções técnicas peculiares de cada área profissional.

A abordagem de equipe na área da saúde mental tem favorecido o entendimento de processos de trabalho frente ao adoecimento, expondo a complementaridade e interdependência das atuações especializadas e de-

> **+**
> As interprofissionalidades garantem o reconhecimento e certa preservação das especificidades, bem como implicam uma "flexibilização" das fronteiras entre as diversas áreas profissionais envolvidas, em que se pode recolocar a hierarquia entre os trabalhos especializados.

marcado campos de intersecção das diferentes ações profissionais. Ainda assim, permanece certa tensão entre as suas especificidades, pois muitos agentes ficam temerosos frente à possível "descaracterização" de suas áreas.

Nesse caso, a dimensão da autonomia profissional e a capacidade de julgamento e decisão de cada área são remetidas novamente à dimensão intelectual do trabalho, ou seja, ao saber técnico que lhe confere legitimidade científica e social, que corresponde à boa formação e experiência profissional de cada um. A relativização da autonomia, sobretudo a médica, aponta para mudanças no processo de trabalho, indicando que todos os profissionais envolvidos são responsáveis pelo projeto terapêutico comum e, nesse sentido, devem sentir-se responsáveis pela sua ação e corresponsáveis pela dos demais.

As experiências de organização do trabalho terapêutico, no campo da saúde mental, têm contribuído para a importância dada à equipe de saúde, implicando que os profissionais cuidem das relações interpessoais e estabeleçam conexões também nesse âmbito, pois elas perpassam o cotidiano do trabalho e se refletem diretamente no trato com os pacientes.

> As ações técnicas direcionadas aos usuários ganham um sentido de integralidade e respaldo ainda maiores quando os profissionais estabelecem relações interpessoais em sua equipe de saúde.

Considerações finais

Existe uma necessidade de manutenção das especificidades técnicas das diversas áreas profissionais e da flexibilidade da divisão do trabalho, de modo que os agentes possam realizar as intervenções com base na experiência cotidiana e coletiva de trabalho. Contudo, não se pode descartar a possibilidade de essa flexibilidade na divisão do trabalho gerar conflitos, que sejam difíceis de superar. De todo modo, os conflitos sempre podem ser superados pela capacidade de diálogo desenvolvida.

Ao se trabalhar em equipe, as diferenças técnicas são percebidas por todos os profissionais e valorizadas como meio de troca, aprendizado e aprimoramento. A prática de discussão em reuniões, como espaços que possibilitam a criação de fluxos comuns, reflexão e negociação de diferentes pontos de vista, proporciona a superação de problemas, além de serem espaços em que aparecem as subjetividades. Nas reuniões acontecem o planejamento, a organização e avaliação das atividades oferecidas pelo serviço como um todo.

Dessa visão de conjunto, emergem as possibilidades de flexibilização da divisão do trabalho dada a implementação de diretrizes comuns e partilhadas. Os consensos quanto à organização e ao projeto assistencial são o resultado dessa elaboração, ou seja, a participação dos profissionais em todos os momentos do processo de trabalho possibilita, para cada um deles, a visão de conjunto da assistência e do plano terapêutico para cada paciente em particular. Dessa forma, expressa-se, ao mesmo tempo, as intervenções específicas de cada área profissional, favorecendo o reconhecimento dos trabalhos especializados.

Atividades

1) Relacione os critérios da coluna da esquerda com as características da coluna da direita. Em seguida, assinale a alternativa que apresenta a sequência correta.

(1) Equipes integração.
(2) Equipes agrupamento.

( ) Comunicação externa ao trabalho.
( ) Projeto assistencial comum.
( ) Especificidades dos trabalhos especializados.
( ) Flexibilidade da divisão do trabalho.
( ) Autonomia técnica de caráter interdependente
( ) Autonomia técnica plena

a) 1 – 2 – 2 – 1 – 1 – 1.
b) 1 – 1 – 2 – 2 – 1 – 1.
c) 1 – 1 – 2 – 1 – 1 – 2.
d) 2 – 1 – 2 – 1 – 1 – 2.

Gabarito: c

Leituras sugeridas

Ciampone MHT, Peduzzi M. Trabalho em equipe e trabalho em grupo no programa de saúde da família. Rev Bras Enferm. 2000; 53(n. especial):143-7.

Machado MH. Profissões em saúde: uma abordagem sociológica. Rio de Janeiro: Editora Fiocruz, 1995.

Montanari PM. Dos saberes e práticas em saúde mental: o cotidiano do trabalho no HDI infantil, no município de São Paulo. São Paulo. [Tese de Doutorado] Faculdade de Saúde Pública da USP, 2003.

Peduzzi M. Trabalho em equipe multiprofissional. Rev Saúde Púb. 2001; 35(1):103-9.

Formação médica

Regina Maria Giffoni Marsiglia

 Objetivos

- Discorrer sobre as concepções do ensino médico, a partir do século XX, e destacar as concepções e as estruturas curriculares que influenciaram a formação médica na mesma época.
- Apresentar as políticas educacionais no Brasil e as principais políticas de indução para a formação do profissional de saúde no contexto do Sistema Único de Saúde (SUS).

Introdução

No início do século XX, o ensino da medicina passou a ser influenciado pelas ideias e propostas veiculadas pelo Relatório Flexner, coordenado por Abraham Flexner, que apresentava o resultado da análise dos cursos de medicina da América do Norte. O Relatório Flexner teve forte influência também em experiências ocorridas na Alemanha e na França, na perspectiva de introduzir na formação médica as ciências básicas que estavam em desenvolvimento. Esse modelo passou, então, a influenciar os currículos das faculdades em todo o mundo e, especialmente, na América Latina, após a Segunda Guerra Mundial.

Um processo diferente ocorreu com a formação médica no sistema inglês e soviético, que se basearam no Informe Dawson, de 1920, que tinha como objetivo fundamental articular as ações curativas e preventivas, bem como uma formação geral dirigida ao indivíduo e à comunidade.

Apontando a necessidade de incorporação dos avanços científicos que vinham ocorrendo nas ciências básicas e o desenvolvimento das especialidades médicas, a proposta apresentada pelo Relatório Flexner para a formação médica, em linhas gerais incluía: inserção das escolas médicas nas estruturas universitárias; corpo permanente de professores dedicados ao ensino, pesquisa e assistência; implantação de hospitais próprios para o ensino e a prática dos futuros médicos; estrutura curricular distribuída em três blocos – básico, clínico e internato.

A concepção e a estrutura da formação médica por esse modelo são caracterizadas pelas ciências básicas nos primeiros anos do curso (anatomia, fisiologia, bioquímica, farmacologia, histologia, embriologia, bacteriologia e patologia); concentração na atenção médica individual; valorização da aprendizagem dentro do ambiente hospitalar nas faculdades de medicina com seu próprio hospital de ensino (considerando-se impróprio a utilização de outros serviços); e limitação da assistência ambulatorial aos casos que precisavam de internação.

Questionamentos e mudanças no modelo de formação médica: principais abordagens

A criação dos Departamentos de Medicina Preventiva no Brasil e a formação da Associação Brasileira de Educação Médica (Abem), em 1962, contribuíram fundamentalmente para a revisão dos currículos médicos, na perspectiva de não apenas tratar as patologias, mas também buscar meios de evitá-las.

Durante os anos de 1950, desenvolveram-se, em algumas escolas médicas em países das Américas, particularmente no Brasil, movimentos político-pedagógicos de mudança na formação médica. Um desses movimentos foi o da **Medicina Preventiva**. Foram criados Departamentos de Medicina Preventiva nas escolas médicas latino-americanas, sendo os primeiros na Faculdade de Medicina de Cali, na Colômbia, e na Faculdade de Medicina da Universidade de São Paulo, campus Ribeirão Preto.

Outro movimento importante nos anos de 1960 foi o da **Medicina Integral**, preocupado com a fragmentação da prática médica ante ao desenvolvimento das especialidades, a separação entre o ensino básico e o clínico e o enfoque disciplinar dos currículos. A medicina integral sugeria que os departamentos das áreas clínica, saúde mental e medicina preventiva acompanhassem os estudantes desde o ciclo básico até o internato; e que o paciente fosse abordado como um ser bio-psíquico-social, membro de uma família e de uma comunidade. Dentre as escolas de medicina fundadas nos anos de 1960 em São Paulo, a Faculdade de Ciências Médicas da Santa Casa de São Paulo (FCMSCSP) e a Faculdade de Medicina da Universidade Estadual Paulista (UNESP) – campus de Botucatu foram as que mais desenvolveram esse modelo de formação.

Em 1971, documentos da Abem e da Comissão de Ensino Médico do Ministério da Educação (MEC) apontavam para uma formação médica orientada para a resolução dos principais problemas de saúde da população

Formação médica 51

e uma atuação nos diversos níveis de atenção à saúde: primário, secundário e terciário.

Na década de 1980, a World Federation for Medical Education (WFME) e suas associações regionais promoveram reuniões com a finalidade de estabelecer metas de melhoria na qualidade do ensino médico. Os resultados desses debates contribuíram para a elaboração dos princípios da "Declaração de Edimburgo", de 1988, que você vê a seguir:

1) Ampliar o conjunto dos locais em que se desenvolvem os programas de ensino, utilizando não apenas os hospitais, mas todos os recursos de saúde existentes na comunidade.

2) Assegurar que os programas de ensino reflitam as prioridades de saúde nacionais e disponibilidade dos recursos.

3) Assegurar a continuidade do aprendizado ao longo do exercício profissional, deslocando o predomínio dos métodos de ensino passivos para a aprendizagem ativa, incluindo o estudo independente, autodirigido e os tutoriais.

4) Organizar os programas de ensino e os sistemas de avaliação de modo a garantir a aquisição das competências profissionais e dos valores sociais, e não somente a memorização da informação.

5) Preparar os professores como educadores e não apenas profissionais competentes, recompensando, igualmente, a formação pedagógica e o desempenho na pesquisa biomédica ou no exercício da clínica.

6) Complementar a preparação para o diagnóstico e o tratamento dos pacientes com maior aprendizado no que concerne à promoção e à prevenção das doenças.

7) Objetivar a integração da formação científica com o preparo para a prestação de serviços, inclusive pelo uso do método de resolução de problemas como base da aprendizagem nos locais de treinamento clínico e na comunidade.

8) Utilizar, para a seleção dos estudantes de medicina, instrumentos que permitam avaliar qualidades pessoais, além da habilidade intelectual e do rendimento acadêmico.

9) Assegurar políticas de admissão às escolas médicas que harmonizem o número de estudantes com as necessidades nacionais de médicos.

10) Ampliar as oportunidades para a aprendizagem, pesquisa e prestação de serviços em conjunto com outros profissionais de saúde

> A Declaração de Edimburgo teve forte impacto sobre os debates na educação médica e sobre as principais reformas curriculares dos cursos de medicina no Brasil.

ou de áreas correlatas, como parte da preparação para o trabalho em equipe.

11) Definir as responsabilidades quanto à educação continuada e destinar recursos para esse fim.

12) Estimular e facilitar a cooperação dos Ministérios da Saúde e da Educação e outros órgãos importantes, objetivando o desenvolvimento conjunto de políticas e o planejamento, a implementação e a revisão de programas.

Uma das iniciativas importantes, decorrente da Declaração de Edimburgo, visando articular as instituições de ensino e as prestadoras de serviço na área de saúde, foi a proposta de Integração Docente-Assistencial (IDA), oficializada pelo MEC em 1982. De acordo com a IDA, as instituições formadoras e seus hospitais de ensino deveriam articular-se com os serviços de saúde existentes na região em que estavam instaladas para:

- promover estágios de seus alunos nos serviços da região;

- receber os profissionais desses serviços para processo de atualização e educação continuada;

- implantar um sistema de referência e contrarreferência entre os diferentes níveis de atenção, para os usuários que residiam nessa região.

A FCMSCSP, o Hospital Central da Irmandade da Santa Casa de Misericórdia de São Paulo, a Secretaria de Estado da Saúde de São Paulo e a Secretaria Municipal da Saúde de São Paulo assinaram um acordo de cooperação para operacionalizar uma experiência desse tipo na região norte do município de São Paulo, denominado Programa de Integração Docente-Assistencial Zona Norte (PIDA – Zona Norte), que funcionou de 1982 a 1994.

Em 1991, surgiu o programa Uma Nova Iniciativa de integração com a comunidade (UNI), apoiado pela Fundação W.K. Kellog, que visava integrar escola, serviço e comunidade, reunindo os estudos epidemiológicos, a interdisciplinaridade, o trabalho em equipe multiprofissional, a utilização do serviço como cenário de ensino e aprendizagem e novas formas de estruturação curricular e métodos pedagógicos. A UNI foi implantada em algumas escolas de medicina do Brasil, como a Faculdade de Medicina de Marília, a UNESP – Botucatu, a Faculdade de Medicina da Universidade Estadual de Londrina (UEL) e a Faculdade de Medicina da Universidade Federal do Rio Grande do Norte (UFRN).

Em linhas gerais, as propostas de reforma do ensino médico foram as apresentadas no Quadro 7.1.

Formação médica

QUADRO 7.1 ■ Itens da reforma do ensino médico

Currículos nucleares
■ Questionamento do ensino disciplinar
■ Concentração de conteúdos
■ Disciplinas obrigatórias e optativas
■ Horário para estudo do aluno: pelo menos 16 h de estudo semanal
■ Tutorias: grupo tutorial com 8-10 alunos/tutor
■ Pesquisa em grupo de alunos em bibliotecas, palestras e entrevistas
Metodologia da problematização
PBL
■ Baseada em Paulo Freire: ação – reflexão – ação
■ Baseada na escola ativa – "método científico"
■ Centrar em problemas da realidade
■ Problemas elaborados pelos professores para abordar conhecimentos necessários de várias disciplinas integradas
■ Discutir possíveis causas
■ Hipóteses do problema
■ Aplicar a solução definida

PBL, Aprendizagem baseada em problemas, do inglês Problem Based Learning.

Com a implantação do SUS, a partir de 1990, necessidades de mudanças na formação médica são impulsionadas frente às necessidades de reorientação do novo modelo assistencial. Nesse contexto, houve o reconhecimento nacional sobre mudanças na educação dos profissionais de saúde, nas estruturas e modelos de ensino, que visassem formar profissionais com as competências que estavam sendo exigidas ao final do segundo milênio.

Legislação pertinente

As novas Diretrizes Nacionais para os cursos de graduação no país partiram da definição de educação como direito público, da garantia do acesso à participação democrática de cada cidadão na política do país e do direito à cidadania.

Foram consideradas como competências gerais a serem adquiridas na graduação das quatorze profissões da área de saúde (Biologia, Biomedicina, Educação Física, Enfermagem, Farmácia, Fisioterapia, Fonoaudiologia, Medicina, Medicina Veterinária, Nutrição, Odontologia, Psicologia, Serviço Social e Terapia Ocupacional): atenção à saúde; tomada de decisão; comunicação; liderança; administração e gerenciamento; e educação permanente.

As Leis de Diretrizes e Bases da Educação Nacional (LDB) foram instituídas pela Lei Federal nº 9.394, de 20 de dezembro de 1996.

Com relação ao profissional médico, temos como competências e habilidades específicas:

- Promover estilos de vida saudáveis, conciliando as necessidades tanto dos seus clientes/pacientes como de sua comunidade, atuando como agente de transformação social.

- Reconhecer a saúde como direito e atuar de forma a garantir a integralidade da assistência, entendida como conjunto articulado e contínuo de ações e serviços preventivos e curativos, individuais e coletivos, exigidos para cada caso em todos os níveis de complexidade do sistema.

- Atuar nos diferentes níveis de atendimento à saúde, com ênfase nos atendimentos primário e secundário.

- Comunicar-se adequadamente com os colegas de trabalho, os pacientes e seus familiares.

- Dominar os conhecimentos científicos básicos da natureza biopsicossocioambiental subjacentes à prática médica, e ter raciocínio crítico na interpretação dos dados, na identificação da natureza dos problemas da prática médica e na sua resolução.

- Reconhecer suas limitações e encaminhar, adequadamente, pacientes portadores de problemas que fujam ao alcance da sua formação geral.

- Otimizar o uso dos recursos propedêuticos, valorizando o método clínico em todos os seus aspectos.

- Lidar, criticamente, com a dinâmica do mercado de trabalho e com as políticas de saúde.

- Atuar no sistema hierarquizado de saúde, obedecendo aos princípios técnicos e éticos de referência e contrarreferência.

- Ter visão do papel social do médico e disposição para atuar em atividades de política e de planejamento em saúde.

- Atuar em equipe multiprofissional.

A Resolução nº 3, de 20 de junho de 2014, do Conselho Nacional de Educação, faz uma revisão e atualização das Diretrizes de 2001, apresentando fundamentalmente as seguintes orientações:

> I – desenvolver estrutura curricular que incorpore as necessidades de saúde dos usuários e das populações identificadas pelo setor saúde;

O Conselho Nacional de Educação, por meio da Resolução nº 4, de 7 de novembro de 2001, instituiu as Diretrizes Curriculares Nacionais do Curso de Graduação em Medicina.

II – empregar metodologias ativas de ensino-aprendizagem, promovendo a integração entre os conteúdos e interação entre ensino, pesquisa e extensão;

III – incluir dimensões ética e humanística no processo de ensino, orientadas para desenvolvimento de atitudes e valores de cidadania ativa multicultural;

IV – promover a interdisciplinaridade, buscando integrar as dimensões biológicas, psicológicas, étnico-raciais, socioeconômicas, culturais, ambientais e educacionais;

V – propiciar, ao longo do curso, processos de ensino-aprendizagem do campo disciplinar das Ciências Humanas e Sociais, com atividades práticas;

VI – ter como cenários de ensino-aprendizagem a inserção em diferentes unidades de saúde – primário, secundário e terciário - pertencentes ao SUS, fazendo com que o aluno conheça e vivencie organizações de serviço e trabalho em equipe multiprofissional variados;

VII – favorecer a interação ativa do aluno com usuários e profissionais de saúde, desde o início de sua formação, lidando com problemas reais, tendo responsabilidades crescentes no cuidado, compatíveis com seu grau de autonomia;

VIII – garantir por meio da integração ensino-serviço a formação médica às necessidades sociais de saúde, com ênfase no SUS;

IX – ter no desenvolvimento do currículo a articulação entre teoria e prática, entre as instituições formadoras e as prestadoras de serviços, entre as distintas áreas de conhecimento, entre os aspectos objetivos, subjetivos e conjunturais em um processo de formação flexível e interprofissional, coadunando problemas reais de saúde da população.

Vamos dar destaque aqui, ainda, a **Lei Federal nº 12.871**, de 22 de outubro de 2013, que institui o Programa Mais Médicos. Essa lei orienta que os currículos dos cursos de medicina tenham ao menos 30% da carga horária (respeitando o tempo mínimo de dois anos do internato médico) em serviços de atenção básica e de urgência/emergência do SUS, com atividades supervisionadas no âmbito acadêmico e técnico.

Ações conjuntas entre Ministério da Educação e Ministério da Saúde

Os Ministérios da Educação e da Saúde realizam ações para induzir mudanças nas graduações da área de saúde. Veja, no Quadro 7.2, algumas delas.

QUADRO 7.2 ■ Ações conjuntas dos Ministérios da Educação e da Saúde

Promed, 2002	Programação de estágios em hospitais universitários e serviços da rede pública, para capacitação dos estudantes de medicina no atendimento das novas realidades de saúde da população e do sistema de saúde, a partir da ampliação da Atenção Básica, com o PSF.
Pró-Saúde, 2005	Dirigido inicialmente à graduação de medicina, enfermagem e odontologia, ampliado depois a todas as graduações das profissões de saúde. Visou o fomento e a integração ensino-serviço, a reorientação da formação profissional sustentada em uma abordagem integral do processo saúde-doença, enfatizando a Atenção Básica no intuito de promover transformações na prestação de serviços à população.
Pet-Saúde, 2011	Incentivo a ações intersetoriais, assumindo o pressuposto da integração ensino-serviço-comunidade e apresentando, entre outros objetivos, o fomento à iniciação ao trabalho e às vivências, dirigidos aos estudantes em saúde de acordo com as necessidades do SUS, incorporando profissionais dos serviços na orientação dos alunos, em conjunto com docentes.

PSF, Programa Saúde da Família; SUS, Sistema Único de Saúde; Promed, Programa de incentivos às mudanças curriculares dos cursos de medicina; Pró-Saúde, Programa nacional de reorientação da formação profissional em saúde; Pet-saúde, Programa de educação pelo trabalho.

Considerações finais

Várias foram as propostas internacionais para a formação médica, com reflexos sobre o ensino nas escolas brasileiras no século XX e início do século XXI. No caso do Brasil, muitas dessas discussões e propostas têm procurado adequar a formação médica para:

- o perfil epidemiológico complexo que caracteriza a realidade do país, o crescimento das doenças não transmissíveis, a falta de controle das doenças transmissíveis e o aumento da morbimortalidade por causas externas;

- enfrentar a desigualdade social e a extrema pobreza de alguns segmentos da população;

- atender à implantação do SUS, com caráter público, em uma realidade com forte presença de serviços de caráter privado lucrativo e não lucrativo;

- responder a um mercado de trabalho diversificado e diferenciado do ponto de vista regional e social.

■ Atividades

1) Quais foram as principais propostas que influenciaram a formação médica ao longo do século XX?

   Gabarito: As principais propostas nesse período foram o Relatório Flexner, as Medicinas Preventiva e Integral e a Declaração de Edimburgo.

2) No Brasil, como o Ministério da Educação (MEC) e o Ministério da Saúde têm procurado influenciar a formação dos profissionais de saúde, particularmente na graduação médica a partir dos anos 2000?

   Gabarito: Os Ministérios da Saúde e Educação influenciam a formação dos profissionais de saúde por meio de programas, como as Diretrizes Nacionais Curriculares, o Programa nacional de reorientação da formação profissional em saúde (Pró-Saúde) e o Programa de educação pelo trabalho (Pet-Saúde), por exemplo.

■ Leituras sugeridas

Batista NA, Vilela RQB, Batista SHSS. Educação médica no Brasil. São Paulo: Cortez Editora, 2015.

Berbel NAN. A problematização e aprendizagem baseada em problemas: diferentes termos ou diferentes caminhos. Interface - Comunicação, Saúde, Educação. 1998; 2(2):139-154.

Bollela VR, Germani ACC, Campos, HH, Amaral E. Educação baseada na comunidade para as profissões da saúde: aprendendo com a experiência brasileira. Ribeirão Preto: FUNPEC-Editora, 2014.

Canesqui AM. Ciências sociais e saúde para o ensino médico. São Paulo: Hucitec/Fapesp, 2000.

Marsiglia, RMG. Ensino de graduação em saúde: ingresso e inserção profissional. FCMSCSP (1963-2013). São Paulo: CDG Casa de Soluções e Editora, 2013.

SEÇÃO III

AGRAVOS E VIGILÂNCIA EM SAÚDE

Vigilância em saúde

Maria Josefa Penon Rujula e José Cássio de Moraes

 Objetivos

- ✓ Analisar os aspectos históricos, conceituais e operacionais da vigilância em saúde.
- ✓ Reconhecer os critérios para inclusão de agravos como de notificação compulsória.
- ✓ Apresentar o novo Regulamento Sanitário Internacional.

Introdução

A saúde sempre foi essencial ao ser humano. Assim, com o passar do tempo, diferentes civilizações criaram práticas para o seu controle, verificando medicamentos, o ambiente de profissionais que tratavam de doentes e outras ações adequadas à época em que foram implantadas.

Na Idade Média, a vigilância estava ligada aos conceitos de isolamento e quarentena. Com o início do desenvolvimento do comércio, nos séculos XVII e XVIII, ela tinha a função de observar doenças epidêmicas como a varíola, cólera e peste. O conceito de vigilância, como um instrumento de saúde pública, surgiu no final do século XIX, com o desenvolvimento da microbiologia como alternativa à prática restritiva da quarentena. Envolvia a manutenção do alerta responsável e a observação dos contatos de pacientes das chamadas doenças "pestilenciais", com a finalidade de detectar doentes nos primeiros sintomas e logo instituir o isolamento compulsório.

No Brasil, a vigilância começa a ser desenhada por meio da vigilância às doenças pestilentas, na época colonial. Após a revolução de 1930, o modelo vigente de estado centralizador e provedor, com participação intensa da administração pública, norteou os movimentos de reorientação administrativa, ampliando as atribuições da vigilância no mesmo ritmo em que a base produtiva do país se constituía. Em 1961, a vigilância sanitária e a vigilância epidemiológica foram separadas e inseridas no Código Nacional de Saúde, como áreas isoladas, conduzidas sem quaisquer inter-relações.

Vale a pena lembrar que a expressão **vigilância epidemiológica** passou a ser aplicada ao controle das doenças transmissíveis na década de 1950, para designar uma série de atividades subsequentes à campanha de erradicação da malária. Originalmente, significava "a observação sistemática e ativa de casos suspeitos ou confirmados de doenças transmissíveis e de seus contatos". Tratava da vigilância de pessoas, com base em medidas de isolamento ou quarentena, aplicadas individualmente, e não de forma coletiva.

A Organização Mundial da Saúde (OMS) cria, em 1965, a Unidade de Vigilância Epidemiológica da Divisão de Doenças Transmissíveis. Em 1968, no Brasil, é constituído o Centro de Investigações Epidemiológicas (CIE) na Fundação de Serviços de Saúde Publica (FSESP), que aplica os conceitos internacionais de vigilância como uma prática de saúde pública, de certa forma vinculados ao desenvolvimento do programa de erradicação da varíola, que apresentava entre os seus principais objetivos a identificação de todos os casos da doença e a aplicação de medidas de controle.

O Sistema Único de Saúde e a vigilância

Evolução dos conceitos

Para que você entenda a definição da vigilância em saúde, acompanhe os conceitos apresentados pela Lei Orgânica nº 8.080/1990 (lei que instituiu o Sistema Único de Saúde [SUS]). A **vigilância epidemiológica** foi definida como:

> conjunto de ações que proporciona o conhecimento, a detecção ou prevenção de qualquer mudança nos fatores determinantes e condicionantes de saúde individual ou coletiva, com a finalidade de recomendar e adotar as medidas de prevenção e controle das doenças ou agravos (Brasil, 1990).

Já a **vigilância sanitária** ficou definida como:

> um conjunto de ações capaz de eliminar, diminuir ou prevenir riscos à saúde e de intervir nos problemas sanitários decorrentes do meio ambiente, da produção e circulação de bens e da prestação de serviços de interesse da saúde, abrangendo:
> I – o controle de bens de consumo que, direta ou indiretamente, se relacionam com a saúde, compreendida todas as etapas e processos, da produção ao consumo;
> II – o controle da prestação de serviços que se relacionam direta ou indiretamente com a saúde (Brasil, 1990).

Marcos legais da vigilância em saúde no Brasil

A **Lei n° 9.782/1999** define o Sistema Nacional de Vigilância Sanitária, com a criação da Agência de Vigilância Sanitária (Anvisa). Ela atribui competência à União, Estados, Distrito Federal e aos Municípios, para que exerçam atividades de regulação, normatização, controle e fiscalização na área de vigilância sanitária.

Com a descentralização das ações de vigilância epidemiológica, a **Portaria do Ministério da Saúde (MS) n° 1.399/1999** regulamentou a Norma Operacional Básica (NOB) n° 01/1996 quanto às competências da União, Estados e Municípios na área de epidemiologia e controle de doenças.

Em 2004, a **Portaria MS n° 1.172** regulamentou a vigilância em saúde no âmbito nacional, compreendendo:

- vigilância de doenças transmissíveis;

- vigilância de doenças e agravos não transmissíveis e de seus fatores de risco;

- vigilância ambiental em saúde;

- vigilância da situação de saúde;

- vigilância sanitária incorporada em diversos estados e municípios.

Alguns anos depois, em 2009, a **Portaria MS n° 3.252** aprovou as diretrizes para execução e financiamento das ações de vigilância em saúde pela União, Estados, Distrito Federal e Municípios.

> A vigilância em saúde tem como objetivo a análise permanente da situação de saúde da população, articulando-se num conjunto de ações que se destinam a controlar determinantes, riscos e danos à saúde de populações que vivem em determinados territórios, garantindo a integralidade da atenção, o que inclui tanto a abordagem individual como coletiva dos problemas de saúde.
>
> Vigilância em saúde constitui-se de ações de promoção da saúde da população, vigilância, proteção, prevenção e controle das doenças e agravos à saúde, abrangendo:
>
> I – Vigilância epidemiológica: vigilância e controle das doenças transmissíveis, não transmissíveis e agravos, como um conjunto de ações que proporcionam o conhecimento, a detecção ou prevenção de qualquer mudança nos fatores determinantes e condicionantes da saúde individual e coletiva, com a finalidade de recomendar e adotar as medidas de prevenção e controle das doenças e agravos.
>
> II – Promoção da saúde: conjunto de intervenções individuais, coletivas e ambientais responsáveis pela atuação sobre os determinantes sociais da saúde.

III – Vigilância da situação de saúde: desenvolve ações de monitoramento contínuo do país, estado, região, município ou áreas de abrangência de equipes de atenção à saúde, por estudos e análises que identifiquem e expliquem problemas de saúde e o comportamento dos principais indicadores de saúde, contribuindo para um planejamento de saúde mais abrangente.

IV – Vigilância em saúde ambiental: conjunto de ações que propiciam o conhecimento e a detecção de mudanças nos fatores determinantes e condicionantes do meio ambiente que interferem na saúde humana, com a finalidade de identificar as medidas de prevenção e controle dos fatores de risco ambientais relacionados às doenças ou a outros agravos à saúde.

V – Vigilância da saúde do trabalhador: visa à promoção da saúde e à redução da morbimortalidade da população trabalhadora, por meio da integração de ações que intervenham nos agravos e seus determinantes decorrentes dos modelos de desenvolvimento e processo produtivos.

VI – Vigilância sanitária: conjunto de ações capazes de eliminar, diminuir ou prevenir riscos à saúde e de intervir nos problemas sanitários decorrentes do meio ambiente, da produção e circulação de bens e da prestação de serviços de interesse da saúde, abrangendo o controle de bens de consumo, que direta ou indiretamente se relacionem com a saúde, compreendidas todas as etapas e processos, da produção ao consumo, e o controle da prestação de serviços que se relacionam direta ou indiretamente com a saúde.

Em 2013, a Portaria MS nº 3.252/2009 foi revogada pela **Portaria MS nº 1.378**, que regulamenta as responsabilidades e define as diretrizes para execução e financiamento das ações de vigilância em saúde pela União, Estados, Distrito Federal e Municípios, relativos ao Sistema Nacional de Vigilância em Saúde e Sistema Nacional de Vigilância Sanitária, e diz:

A vigilância em saúde constitui um processo contínuo e sistemático de coleta, consolidação, análise e disseminação de dados sobre eventos relacionados à saúde, visando ao planejamento e à implementação de medidas de saúde pública para a proteção da saúde da população, a prevenção e controle de riscos, agravos e doenças, bem como para a promoção da saúde.

As ações de vigilância em saúde abrangem toda a população brasileira e envolvem práticas e processos de trabalho voltados para:

I – a vigilância da situação de saúde da população, com a produção de análises que subsidiem o planejamento, estabelecimento de prioridades e estratégias, monitoramento e avaliação das ações de saúde pública;

II – a detecção oportuna e adoção de medidas adequadas para a resposta às emergências de saúde pública;
III – a vigilância, prevenção e controle das doenças transmissíveis;
IV – a vigilância das doenças crônicas não transmissíveis, dos acidentes e violências;
V – a vigilância de populações expostas a riscos ambientais em saúde;
VI – a vigilância da saúde do trabalhador;
VII – a vigilância sanitária dos riscos decorrentes da produção e do uso de produtos, serviços e tecnologias de interesse à saúde; e
VIII – outras ações de vigilância que, de maneira rotineira e sistemática, podem ser desenvolvidas em serviços de saúde públicos e privados nos vários níveis de atenção, laboratórios, ambientes de estudo e trabalho e na própria comunidade.

Para Teixeira et al. (1998),

a Vigilância da Saúde corresponderia, assim, a um modelo assistencial que incorpora e supera os modelos vigentes, implicando a redefinição do objeto, dos meios de trabalho, das atividades, das relações na direção técnica e social, bem como das organizações de saúde e da cultura sanitária. Nessa perspectiva, aponta a superação da dicotomia entre as chamadas práticas coletivas (vigilância epidemiológica e sanitária) e as práticas individuais (assistência ambulatorial e hospitalar) através da incorporação das contribuições da nova geografia, do planejamento urbano, da epidemiologia, da administração estratégica e das ciências sociais em saúde, tendo como suporte político-institucional o processo de descentralização e de reorganização dos serviços e das práticas de saúde ao nível local.

O processo de descentralização buscou a integração de ações de prevenção e assistência; assim, os municípios começaram a articular as propostas e programas definidos no nível federal, reorientando o modelo assistencial do SUS.

A importância da informação para a vigilância em saúde

Para a vigilância em saúde a informação é fundamental, pois por meio dela se desencadeia o conjunto de ações que permitem aos profissionais de saúde o conhecimento sobre quais são os problemas, bem como sua magnitude. Isso possibilita um melhor direcionamento das ações de prevenção e/ou controle.

Fazem parte das funções da vigilância em saúde a coleta, o processamento, a análise e a interpretação de dados, bem como as medidas de controle ou prevenção recomendadas e a avaliação da eficácia e efetividade das ações adotadas. Para desenvolver suas atribuições com sucesso, a vigilância em saúde utiliza diversas fontes, sendo a principal a notificação, ou seja, a comunicação da ocorrência de determinada doença ou agravo à saúde feita às autoridades de saúde.

Doenças de notificação compulsória

No Brasil, o primeiro sistema de notificação de doenças com importância epidemiológica foi instituído em 1969 pelo CIE, contudo, o Sistema Nacional de Vigilância Epidemiológica (SNVE) só foi implantado em 1975, por recomendação da 5ª Conferência Nacional de Saúde, por meio da **Lei nº 6.259** e pelo **Decreto nº 78.231**, de 1976, que tornou obrigatória a notificação de doenças transmissíveis da época, publicadas na Portaria nº 314/BSB de 1976.

O Sinan foi desenvolvido na década de 1990, e seu objetivo era coletar e processar os dados de agravos de notificação. Abrangia todo território nacional, fornecendo informações sobre o perfil de morbidade da população e colaborando com a tomada de decisões. O Sinan proporcionou a padronização de conceitos de definição de caso, da transmissão dos dados de forma organizada e do acesso à base de dados, possibilitando a análise epidemiológica e a disseminação rápida dos dados.

Atualizada de acordo com as necessidades de saúde, a lista atual do Sinan foi publicada na Portaria nº 204, de 17 de fevereiro de 2016.

Critérios para inclusão de agravos como de notificação compulsória

A notificação e investigação de casos de doenças e agravos que constam da lista nacional de doenças de notificação compulsória alimentam o Sinan. A lista é estabelecida pelo Ministério da Saúde e considerada de maior relevância sanitária para o país, mas estados e municípios podem incluir outros problemas de saúde importantes em sua região.

Os parâmetros para a inclusão de doenças e agravos na lista de notificação compulsória devem obedecer a alguns critérios, sendo que, para fazer parte da lista, os agravos devem contemplar pelo menos um critério. Alguns agravos iniciaram com um critério, mas, com o decorrer do tempo, outros critérios foram acrescentados (a síndrome da imunodeficiência adquirida [Aids] entrou na lista pelo critério de transcendência). Os critérios propostos são:

- **Magnitude** – doenças com elevada frequência (incidência, mortalidade, anos potenciais de vida perdidos). Exemplos de agravos que se enquadram nesse critério: dengue, cólera, tuberculose, doença meningocócica.

- **Potencial de disseminação** – transmissibilidade da doença, possibilidade de disseminação por vetores, sexual, gotículas etc., colocando em risco outros indivíduos ou a coletividade. Exemplos de agravos que se enquadram nesse critério: dengue, sarampo, malária.

- **Transcendência** – severidade (taxa de letalidade, de hospitalização e sequelas), relevância social (valor que a sociedade dá à ocorrência do evento, como estigmatização dos doentes, medo, indignação) e relevância econômica (capacidade potencial de afetar o desenvolvimento, com restrições comerciais, perdas de vidas, absenteísmo no trabalho, custo de diagnóstico e tratamento). Exemplos de agravos que se enquadram nesse critério:

- Severidade: raiva, poliomielite, Aids.
- Relevância social: hanseníase, Aids.
- Relevância econômica: hepatite B, C, tuberculose, tétano.

- **Vulnerabilidade** – existem instrumentos específicos de prevenção e controle. Exemplos de agravos que se enquadram nesse critério: doenças imunopreveníveis, tuberculose.

- **Compromissos internacionais** – esforços conjuntos para o alcance de metas continentais ou até mundiais de controle, eliminação e erradicação de algumas doenças. Exemplos de agravos que se enquadram nesse critério: sarampo, poliomielite, hanseníase.

- **Regulamento sanitário internacional (RSI)** – doenças definidas como de notificação compulsória internacional para todos os países membros da Organização Panamericana de Saúde (OPAS)/ OMS.

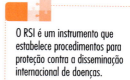

O RSI é um instrumento que estabelece procedimentos para proteção contra a disseminação internacional de doenças.

A primeira versão do RSI foi criada em 1951, teve revisão em 1969 e sofreu pequenas alterações em 1973 e 1981. Com a intensificação do transporte de passageiros, bens e cargas pelo mundo e a possibilidade da disseminação internacional de doenças, houve a necessidade de uma nova revisão. Assim, em 1995, a Assembleia Mundial da Saúde determinou que a OMS iniciasse o processo de revisão – o que se prolongou por dez anos. A ocorrência da síndrome respiratória aguda grave (SARS) em 2003 e, ainda naquele período, o risco de uma pandemia de influenza humana por gripe aviária, aceleraram esse processo.

Com a aprovação pela Assembleia Mundial de Saúde de 2005 e sua entrada em vigor no ano de 2007, o novo RSI (2005) introduziu modificações nos processos mundiais de monitoramento, vigilância e resposta às emergências de saúde pública de importância internacional (ESPII). Essas modificações implicaram na necessidade de aperfeiçoamento dos processos e estruturas dos organismos nacionais de saúde pública, que tiveram que desenvolver capacidades básicas para detectar, avaliar, notificar, comunicar e responder a essas emergências. Essas capacidades deveriam ser alcançadas por todos os países signatários desse regulamento até junho de 2012, podendo haver uma prorrogação de mais dois anos.

Para estabelecer se o agravo é de notificação internacional, quatro questões devem ser consideradas:

1) A repercussão na saúde pública é grave?

2) É um evento inusitado ou imprevisto?

3) Há risco significativo de dispersão internacional?

4) Há risco significativo de restrições de viagens ou comércio internacional?

Os países que preencherem "SIM" em, pelo menos, dois desses critérios, deverão notificar a OMS.

- **Epidemias, surtos e agravos inusitados** – todas as suspeitas de epidemia ou de ocorrência de agravo inusitado devem ser investigadas e imediatamente notificadas aos níveis hierárquicos superiores, pelo meio mais rápido de comunicação disponível.

A notificação deve ser feita por simples suspeita diante de doenças que compõem a lista, com exceção do tracoma, tuberculose, hanseníase, Aids e esquistossomose.

O Quadro 8.1 apresenta a lista nacional de notificação compulsória de acordo com a Portaria MS nº 204, de 17 de fevereiro de 2016 (validada em 10 de outubro de 2016).

QUADRO 8.1 ■ Lista nacional de notificação compulsória

Nº	Doença ou agravo (ordem alfabética)
1	a. Acidente de trabalho com exposição a material biológico
	b. Acidente de trabalho: grave, fatal e em crianças e adolescentes
2	Acidente por animal peçonhento
3	Acidente por animal potencialmente transmissor da raiva
4	Botulismo
5	Cólera
6	Coqueluche
7	a. Dengue – casos
	b. Dengue – óbitos
8	Difteria
9	Doença de Chagas aguda
10	DCJ
11	a. Doença invasiva por *Haemophilus influenzae*
	b. Doença meningocócica e outras meningites

(continua)

QUADRO 8.1 ■ Lista nacional de notificação compulsória (*continuação*)

Nº	Doença ou agravo (ordem alfabética)
12	Doenças com suspeita de disseminação intencional: a. Antraz pneumônico b. Tularemia c. Varíola
13	Doenças febris hemorrágicas emergentes/reemergentes: a. Arenavírus b. Ebola c. Marburg d. Lassa e. Febre purpúrica brasileira
14	a. Doença aguda pelo Zika vírus
	b. Doença aguda pelo Zika vírus em gestante
	c. Óbito com suspeita de doença pelo Zika vírus
15	Esquistossomose
16	ESP que constitua ameaça à saúde pública (ver definição no art. 2º desta portaria)
17	Eventos adversos graves ou óbitos pós-vacinação
18	Febre amarela
19	a. Febre de Chikungunya
	b. Febre de Chikungunya em áreas sem transmissão
	c. Óbito com suspeita de febre de Chikungunya
20	Febre do Nilo ocidental e outras arboviroses de importância em saúde pública
21	Febre maculosa e outras riquetisioses
22	Febre tifoide
23	Hanseníase
24	Hantavirose
25	Hepatites virais
26	HIV/Aids
27	Infecção pelo HIV em gestante, parturiente ou puérpera e criança exposta ao risco de transmissão vertical do HIV
28	Infecção pelo HIV
29	*Influenza* humana produzida por novo subtipo viral

(*continua*)

QUADRO 8.1 ■ Lista nacional de notificação compulsória (*continuação*)

Nº	Doença ou agravo (ordem alfabética)
30	Intoxicação exógena (por substâncias químicas, incluindo agrotóxicos, gases tóxicos e metais pesados)
31	Leishmaniose tegumentar americana
32	Leishmaniose visceral
33	Leptospirose
34	a. Malária na região amazônica b. Malária na região extra-amazônica
35	Óbito: a. Infantil b. Materno
36	Poliomielite por poliovirus selvagem
37	Peste
38	Raiva humana
39	Síndrome da rubéola congênita
40	Doenças exantemáticas: a. Sarampo b. Rubéola
41	Sífilis: a. Adquirida b. Congênita c. Em gestante
42	Síndrome da paralisia flácida aguda
43	Síndrome respiratória aguda grave associada a coronavírus a. SARS-CoV b. MERS-CoV
44	Tétano: a. Acidental b. Neonatal
45	Toxoplasmose gestacional e congênita
46	Tuberculose
47	Varicela – caso grave internado ou óbito
48	a. Violência doméstica e/ou outras violências b. Violência sexual e tentativa de suicídio

DCJ, doença de Creutzfeldt-Jakob; ESP, evento de saúde pública; HIV, vírus da imunodeficiência humana; Aids, síndrome da imunodeficiência adquirida; SARS, síndrome respiratória aguda grave; COV, coronavírus; MERS, síndrome respiratória do oriente médio.

Vigilância em saúde 71

Considerações finais

A vigilância em saúde é responsável pela coleta, a análise e a disseminação das informações, por meio das quais monitora e acompanha os indicadores de saúde no país. Com isso, ela ajuda no planejamento e na implementação de ações de saúde que levam a proteção, a prevenção e o controle de danos à saúde para a população.

▬ Atividades

1) A vigilância epidemiológica, enquanto compromisso nacional e internacional, estabelece um elenco de doenças de notificação compulsória. Diante de uma dessas doenças de notificação, cabe:
   a) somente aos profissionais de saúde a notificação na simples suspeita de um caso.
   b) ao médico ou ao enfermeiro a notificação após a confirmação do caso.
   c) a qualquer cidadão a notificação na simples suspeita de um caso.
   d) aos profissionais de saúde a notificação após a confirmação do caso.

   Gabarito: c
   Comentário: Notificação é a comunicação da ocorrência de determinada doença ou agravo à saúde, feita à autoridade da vigilância epidemiológica por qualquer profissional de saúde ou outro cidadão, para adoção de medidas de intervenções pertinentes.

2) A Lei nº 8.080/1990 define vigilância sanitária como um conjunto de ações capaz de eliminar, diminuir ou prevenir riscos à saúde e de intervir nos problemas sanitários decorrentes do meio ambiente, da produção e circulação de bens e da prestação de serviços de interesse da saúde. Esse conceito inovou o campo de ação da vigilância sanitária principalmente por:
   a) reforçar o caráter fiscalizatório da vigilância sanitária.
   b) reforçar o caráter fiscalizatório e punitivo da vigilância sanitária.
   c) introduzir o conceito de risco à saúde nas ações da vigilância sanitária.
   d) introduzir o conceito de risco à saúde e inserir a prevenção nas ações de vigilância sanitária.

   Gabarito: d
   Comentário: Antes da Lei Orgânica da Saúde, as ações da vigilância sanitária que inicialmente eram restritas ao controle das zonas portuárias e das fronteiras passaram a ser estendidas aos produtos e serviços, ações que tinham um caráter fiscalizatório e punitivo (vide decretos/leis).

3) A vigilância das doenças de notificação compulsória é um processo sistemático que consiste na:
   a) investigação de casos, cálculo de taxas de incidência e prevalência, análise dos dados e distribuição da informação.
   b) coleta de dados, consolidação e análise de dados, distribuição da informação, devidamente analisada, acrescida de recomendações técnicas visando a medidas de controle de doenças específicas.

c) notificação de morbidade, preparação de tabelas, gráficos, diagramas e distribuição das informações.

d) tabulação e análise dos dados aplicando metodologia epidemiológica analítica e implantação de políticas públicas.

Gabarito: b

Comentário: As informações de vigilância permitem o conhecimento de qual é o problema e quem foi por ele afetado, proporcionando melhor prevenção e controle do agravo.

■ Leituras sugeridas

Ministério da Saúde, Secretaria de Vigilância em Saúde. Guia de vigilância epidemiológica. Brasília: Ministério da Saúde, 2014.

Secretaria da Saúde (São Paulo). Coordenadoria de Controle de Doenças. Centro de Vigilância Epidemiologia "Prof. Alexandre Vranjac". Guia de vigilância epidemiológica. São Paulo: CVE, 2012.

Teixeira CF, Paim JS, Vilasbôas AL. SUS, modelos assistenciais e vigilância da saúde. Informe Epidemiológico do SUS 1998;7(2):7-28.

World Health Assembly. Implementation of the International Health Regulations (2005), WHA61.2; 2008 [acesso em 06 out 2016]. Disponível em: www.who.int/gb/ebwha/pdf_files/WHA61-REC1/A61_Rec1-part2-en.pdf.

Violência e atenção à saúde no Sistema Único de Saúde

Denise Perroud

Objetivos
- Compreender o conceito de violência na saúde.
- Explicar as repercussões da violência para o Sistema Único de Saúde (SUS).
- Apresentar os avanços e desafios do SUS para o enfrentamento da violência.

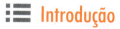
Introdução

As causas externas (conjunto de várias formas de violência e acidentes) têm assumido na contemporaneidade, tanto no Brasil como no mundo, uma posição de destaque no ranking da morbimortalidade. Os indicadores revelam a magnitude e a gravidade das violências e acidentes e o seu impacto na sociedade brasileira e no próprio sistema de saúde.

Nesse cenário, o SUS, enquanto um dos setores sociais explicitamente responsáveis, tem desenvolvido diversas ações, não somente para a ampliação do conhecimento sobre os fatores de risco das causas externas, mas também para a efetivação de políticas públicas de saúde condizentes para o seu enfrentamento.

Conceitos fundamentais

A violência é um fenômeno de causalidade complexo e social, de conceituação polissêmica e controversa que acompanha a história da humanidade e suas transformações.

Por ser um fenômeno sócio-histórico e acompanhar todas as experiências da humanidade, a violência não é, em si, uma questão de saúde pública:

> [...] transforma-se em problema para a área, porém, porque afeta a saúde individual e coletiva e exige, para sua prevenção e tratamento, formulação de políticas específicas e organização de práticas e de serviços peculiares ao setor (MINAYO, 2005).

O tema violência nem sempre se mostrou presente na área da saúde. Apesar de debates, intervenções e algumas legislações anteriores, somente em 2002 a Organização Mundial da Saúde (OMS) reconhece que a violência vem se afirmando como um dos mais graves problemas sociais e de saúde pública em todo o mundo, propiciando iniciativas legais e governamentais em vários países para o seu enfrentamento.

A violência é definida, conforme o Relatório Mundial sobre Violência e Saúde da OMS, como:

> [...] uso intencional da força física ou do poder real ou em ameaça, contra si próprio, contra outra pessoa, ou contra um grupo ou uma comunidade, que resulte ou tenha qualquer possibilidade de resultar em lesão, morte, dano psicológico, deficiência de desenvolvimento ou privação (OMS, 2002).

Nesse relatório, verifica-se que a violência pode ser tipificada como dirigida contra si mesmo (autoinfligida), interpessoal e violência coletiva. A violência interpessoal inclui mais dois tipos: a intrafamiliar e a comunitária. Ainda, é possível incluir nessa análise a violência estrutural.

Por violências **autoinfligidas**, entendemos os comportamentos suicidas e os autoabusos, já por **violência intrafamiliar**, aquela que ocorre entre os parceiros íntimos e entre os membros da família, principalmente no ambiente da casa, mas não unicamente. Inclui as várias formas de agressão contra crianças, contra a mulher ou o homem e contra os idosos.

A **violência comunitária** é definida como aquela que ocorre no ambiente social em geral. As violências coletivas são entendidas como atos violentos que acontecem nos âmbitos macrossociais, políticos e econômicos e caracterizam a dominação de grupos e do Estado.

A **violência estrutural** se refere aos processos sociais, políticos e econômicos que reproduzem e cronificam a fome, a miséria e as desigualdades sociais, de gênero, de etnia etc. Perpetua-se nos processos históricos, se repete e se naturaliza na cultura e é responsável por privilégios e formas de dominação.

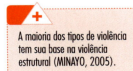
A maioria dos tipos de violência tem sua base na violência estrutural (MINAYO, 2005).

Quanto a sua expressão, o documento ressalta que cada tipo de violência pode ser compreendido em quatro modalidades:

1) física;

2) psicológica;

3) sexual e envolvendo abandono;

4) negligência ou privação de cuidados.

O conceito introduzido pela Portaria do Ministério da Saúde Gabinete do ministro (MS/GM) nº 737, inclui também os acidentes e expõe como violência "as ações humanas individuais, de grupos, de classes, de nações que ocasionam a morte de seres humanos ou afetam sua integridade e sua saúde física, moral, mental ou espiritual".

O MS do Brasil publicou a Portaria MS/GM nº 737, de 16 de maio de 2001, que trata da "Política Nacional de Redução da Morbimortalidade por Acidentes e Violências".

Conforme Minayo (2005), o Relatório da OMS de 2002 não trata dos acidentes que, na Classificação Internacional de Doenças (CID-10) estão dentro da mesma categoria de violência na rubrica "causas externas". Aí se incluem os agravos e mortes autoinfligidos ou heteroinfligidos. Na política referida, também os chamados acidentes serão considerados. O MS define que "acidente é o evento não intencional e evitável, causador de mortes ou lesões físicas e emocionais, no ambiente doméstico ou nos outros ambientes sociais como o do trabalho, o do trânsito, o da escola, o do esporte e do lazer".

Segundo o MS, os acidentes e as violências correspondem às causas externas de morbidade e mortalidade, representadas na CID-10, conforme códigos V01 a Y98.

Desde a aprovação dessa política, o MS vem desenvolvendo inúmeras ações, inclusive de vigilância e monitoramento, relacionadas às causas externas, compreendidas como o conjunto de eventos de violência e acidentes responsáveis pela morbidade e mortalidade da população, passíveis de prevenção.

Para o MS,

> os acidentes englobam os eventos não intencionais e passíveis de serem evitados como as quedas, o envenenamento, o afogamento, as queimaduras, o acidente de trânsito, entre outros; já as violências são eventos considerados intencionais e compreende a agressão, o homicídio, a violência sexual, a negligência/abandono, a violência psicológica, a lesão autoprovocada, entre outras.

Repercussões da violência no Sistema Único de Saúde

Minayo (2005) ressalta que o setor da saúde e seus profissionais consideram as manifestações da violência como negativas para a sociedade e para os indivíduos. Vê-se que a violência representa um risco para a realização do processo vital humano: ameaça a vida, altera a saúde, produz enfermidade e provoca a morte como realidade ou como possibilidade próxima.

Os estudos da saúde sobre as repercussões da violência na saúde da mulher são bastante expressivos.

A situação de violência à mulher propicia um sofrimento crônico que parece debilitar as possibilidades da mulher de cuidar de si mesma e dos outros. Estas mulheres são mais propensas ao abuso de álcool, tabaco e drogas, a praticar sexo inseguro, à entrada tardia no pré-natal e à pior adesão ao exame de prevenção de câncer cervicouterino.

As situações de violência doméstica e sexual contra a mulher repercutem nos serviços de saúde de forma paradoxal:

> [...] ao mesmo tempo em que há um uso aumentado dos serviços, esta assistência tem um baixo poder resolutivo e as mulheres em situação de violência doméstica e sexual avaliam pior sua saúde e tem mais queixas e sintomas do que aquelas que não vivenciam estas situações. Portanto, com uso repetitivo e ineficaz dos serviços, a assistência torna-se de alto custo (Schraiber et al., 2002).

Evidenciam-se, nesse contexto, o aumento de gastos com emergência, assistência e reabilitação – muito mais custosos que a maioria dos procedimentos médicos convencionais.

Em 2013, mais de um milhão de internações hospitalares por causas externas foram custeadas pelo SUS – a taxa de internação hospitalar chegou a 52,6 por 10 mil habitantes, nesse período.

Avanços e desafios do Sistema Único de Saúde para o enfrentamento das causas externas

A Política Nacional de Redução da Morbimortalidade por Acidentes e Violências, que contém a definição dos conceitos, o diagnóstico da situação e as diretrizes para o enfrentamento das causas externas, mostrou-se como um avanço por considerar as estratégias de ação de forma intersetorial, por ressaltar a responsabilidade do setor e por definir o monitoramento das ações padronizadas de vigilância epidemiológica.

São primordiais as intervenções intersetoriais para direcionar ações de prevenção dos agravos da violência e a promoção de qualidade de vida, a fim de reverter o cenário atual.

A articulação intersetorial, enquanto integração dos diversos setores sociais (educação, saúde, trabalho, transporte, assistência social, entre outros), aparece como uma diretriz importante, uma vez que os setores são convocados para compor conjuntamente ações estratégicas para o fortalecimento das ações em saúde e o enfrentamento dos determinantes do processo saúde-doença. Essa articulação tem o propósito de criar uma rede de proteção aos próprios usuários em situação de violência e um trabalho em rede, de modo corresponsável entre serviços para a garantia do cuidado integral.

As causas externas tornaram-se objeto de vigilância e de prevenção em saúde no âmbito do SUS sob a coordenação do MS. Esse monitoramento tem subsidiado a elaboração de políticas públicas e de ações de saúde que estão voltadas para o enfrentamento do problema, priorizando-se os grupos em situação de vulnerabilidade. Assim, a criação, em 2006, do Sistema de Vigilância de Violências e Acidentes (Viva) pelo MS mostrou-se como uma das mais importantes iniciativas para a vigilância de violências e acidentes e a garantia da atenção integral, da intervenção preventiva, da promoção da saúde e da cultura de paz.

Cabe destacar que esse sistema vem se configurando como um conjunto integrado de fontes de informação sobre o fenômeno há certo tempo, principalmente pela instituição legal de notificações compulsórias pelos profissionais de saúde dos eventos de violências e acidentes. Segundo o MS (2016), a notificação no Viva é compulsória para ambos os componentes em situações de violência envolvendo crianças, adolescentes, mulheres e pessoas idosas, conforme determinado pelas Leis de nº 8.069, de 13 de julho de 1990 (Estatuto da Criança e Adolescente [ECA]), nº 10.778, de 24 de novembro de 2003 (Notificação de Violência contra a Mulher), e nº 10.741, de 1º de outubro de 2003 (Estatuto do Idoso).

Vê-se, ainda, que paralelamente à notificação dos casos deve ser realizada a comunicação aos órgãos competentes e o encaminhamento das pessoas em situação de violência para a rede intersetorial local, de forma a garantir o seu atendimento integral.

O MS orienta que, paralelamente à notificação dos casos de violência doméstica, sexual e de outras violências (incluindo as tentativas de suicídio), deve ser realizada a comunicação do caso aos Conselhos Tutelares, no caso de violências contra crianças e adolescentes, em conformidade com o ECA; ao Conselho do Idoso, ou ao Ministério Público ou à Delegacia do Idoso, no caso de violência contra pessoas com 60 anos ou mais, de acordo com o Estatuto do Idoso e Lei nº 12.461/2011.

No caso de violência contra a mulher, deve-se orientar a vítima a procurar a Delegacia de Mulheres. Merece destaque na literatura especializada o fato de que, no caso de atendimento a mulheres em situação de violência, a rede intersetorial local dever ser apresentada.

Outros avanços nacionais merecem destaque, mostrando-se em consonância com a Política Nacional de Redução da Morbimortalidade por Acidentes e Violências e a Política Nacional de Promoção à Saúde, como a criação da Rede Nacional de Prevenção das Violências e Promoção da Saúde e Cultura de Paz e implantação dos Núcleos de Prevenção de Violências,

O Viva é constituído por dois componentes: a vigilância da violência doméstica, sexual e/ou outras violências (Viva/Sistema de informação de agravos de notificação [Sinan]) e a vigilância de violências e acidentes em unidades sentinelas de urgência e emergência (Viva Inquérito). Essas duas modalidades de vigilância possuem sistemas de informação próprios, que permitem a entrada e a análise dos dados obtidos (MS, 2016).

A notificação corresponde ao processo de informar o caso à vigilância em saúde do município para a tomada de ações de saúde. Já a comunicação diz respeito ao ato de informar o caso aos órgãos de direitos e de proteção para a tomada das medidas protetivas.

As mulheres devem ser orientadas quanto à Lei Maria da Penha, Lei nº 11.340, de 7 de agosto de 2006, e suas medidas de proteção.

que segundo o MS (2016), é responsável, no âmbito local, por implementar estratégias e ações de vigilância e prevenção de violências e acidentes, de promoção da saúde e da cultura de paz e por qualificar e articular a rede de atenção integral à saúde e a rede intersetorial de atenção e proteção às pessoas em situação de violência.

Destacamos também a Promoção da Saúde, instituída pela Portaria MS/GM nº 936, de 18 maio de 2004, sobre a universalização da notificação de violência doméstica, sexual e outras violências para todos os serviços de saúde, incluindo-a na relação de doenças e agravos de notificação compulsória que são registradas pelo Sinan (Portaria MS/GM nº 104, de 25 de janeiro de 2011); a disponibilidade de recursos financeiros para fortalecimento da Rede Nacional citada (Portaria nº 2.802, de 6 de dezembro de 2012); a integração do financiamento das ações de vigilância e prevenção de violências e acidentes ao Piso Fixo de Vigilância em Saúde (Portaria nº 1.378, de 9 de julho de 2013); a inclusão da tentativa de suicídio e a violência sexual como agravos de notificação imediata – em até 24 horas (Portaria MS/GM nº 1.271, de 6 de junho de 2014); a inclusão de campos no Sinan 5.0 de nome social, orientação sexual e identidade de gênero, que buscam atender ao disposto na Política Nacional de Saúde Integral de Lésbicas, Gays, Bissexuais, Travestis e Transexuais (Política Nacional de Saúde Integral LGBT), ampliando o objeto da notificação, incorporando as violências por motivação homo/lesbo/transfóbica.

A notificação das violências é contemplada na Portaria GM/MS nº 1.271/2014, de modo a atender a obrigatoriedade prevista no ECA, instituído pela Lei nº 8.069/1990; no Estatuto do Idoso, instituído pela Lei nº 10.741/2003 e alterado pela Lei nº 12.461/2011; e na Lei nº 10.778/2003, que institui a notificação compulsória de violência contra a mulher.

Considerando a política de redução da morbimortalidade, cabe a melhor estruturação e consolidação do atendimento voltado para a recuperação e a reabilitação, bem como a elaboração de normas relativas à recuperação e à reabilitação, em nível nacional, e ao aparelhamento das unidades de saúde para o adequado atendimento de pessoas acometidas por sequelas decorrentes das causas externas.

Estudos ressaltam que tradicionalmente a área da saúde tem concentrado seus esforços em atender mais aos efeitos da violência do que em desenvolver ações estratégicas de prevenção.

Estudos mostram-se enfáticos quanto à necessidade de educação permanente dos recursos humanos de saúde para a construção do cuidado técnico e humanizado, principalmente nos casos de violência, para a melhoria da qualidade da informação, o diagnóstico dos eventos e as ações efetivas de prevenção e de vigilância epidemiológica.

Mostram-se imprescindíveis, dessa forma, as melhorias na qualidade das informações, já que há uma prevalência importante da subnotificação das causas externas.

Além disso, Minayo (2005) chama a atenção para que as informações compreendam as configurações espaciais de regiões e cidade articuladas com especificidades históricas, sociais e culturais, visando a ações de promoção e de prevenção.

Considerações finais

Apesar de a saúde configurar-se como um dos setores elementares para o enfrentamento intersetorial do fenômeno, cabe à sociedade incluir, ampliar e universalizar os direitos e os deveres de cidadania, de forma a incentivar o desenvolvimento de valores de paz, solidariedade, convivência, tolerância, capacidade de negociação e de solução de conflitos pela discussão e pelo diálogo.

Os desafios postos exigem não somente melhorias na qualidade das informações disponíveis para o estudo das causas externas no Brasil, mas também a compreensão e a efetivação das ações conjuntas entre vários setores sociais para aprimorar as ações de prevenção e promoção e assim proporcionar melhor qualidade de vida da sociedade brasileira.

▬ Atividades

1) Quais as repercussões da violência no contexto do Sistema Único de Saúde (SUS)?

   Gabarito: As manifestações da violência atingem diretamente as pessoas usuárias do sistema público de saúde, uma vez que ameaçam a vida, alteram a saúde, produzem morbidades e chegam a provocar a morte. Por vezes, acarretam sofrimento crônico, ocasionando propensão ao abuso de álcool, tabaco e drogas, favorecendo a prática de sexo inseguro e a má adesão ao tratamento de saúde, entre outros fatores. Há repercussões inclusive para o próprio sistema de saúde, uma vez que pesquisas apontam para o uso repetitivo e pouco resolutivo dos serviços. A baixa resolutividade na prevenção dos agravos da violência gera, ainda, o aumento dos gastos com emergência, internação e reabilitação.

2) Podemos afirmar que os avanços do SUS para o enfrentamento da violência estão suficientes? Explique.

   Gabarito: Não. Apesar dos avanços legais relacionados às próprias políticas (Política Nacional de Redução da Morbimortalidade por Acidentes e Violências), que garantem estratégias de ação de forma intersetorial, ressaltam a responsabilidade do setor e definem o monitoramento das ações padronizadas de vigilância epidemiológica (notificação), há vários desafios a serem enfrentados. Entre eles, a consolidação de estratégias de prevenção, a melhor estruturação das unidades de referência para um atendimento intersetorial, a educação permanente dos recursos humanos de saúde para a construção do cuidado técnico e humanizado e a melhoria da qualidade das informações para a não prevalência de um sistema de subnotificação.

Leituras sugeridas

Ministério da Saúde, Secretaria de Vigilância em Saúde, Departamento de Vigilância de Doenças e Agravos Não Transmissíveis e Promoção da Saúde. Saúde Brasil 2014: uma análise da situação de saúde e das causas externas. Brasília: Ministério da Saúde, 2015.

Ministério da Saúde, Secretaria de Vigilância em Saúde, Departamento de Vigilância de Doenças e Agravos Não Transmissíveis e Promoção da Saúde. Viva: Vigilância de Violências e Acidentes, 2011 e 2012. Brasília: Ministério da Saúde, 2016.

Minayo MCS. Violência: um problema para a saúde dos brasileiros. In: Ministério da Saúde, Secretaria de Vigilância em Saúde, Impacto da violência na saúde dos brasileiros. Brasília: Ministério da Saúde, 2005.

Organização Mundial da Saúde. Relatório mundial sobre violência e saúde. Genebra: OMS, 2002.

WHO. Multi-country Study on Women's Health and Domestic Violence against women report – Inicial resusts on prevalence, health outcomes and women's responses. Genebra: Wold Health Organization, 2005.

Acidentes e violências: fatores de risco na infância e na adolescência

Renato Pescarolo Zan, Lygia Silveira e Ione Aquemi Guibu

Objetivos

- Apresentar os conceitos referentes à situação epidemiológica e aos fatores de risco em crianças e adolescentes.
- Discutir as medidas preventivas, legais e os cuidados específicos das injúrias, internacionalmente classificados como causas externas, em crianças e adolescentes.

Introdução

Acidentes e violências são classificados, relacionados e designados como **causas externas** que agrupam as ocorrências e circunstâncias ambientais como causas de lesões, envenenamentos e outros efeitos adversos segundo a Classificação Estatística Internacional de Doenças e Problemas Relacionados à Saúde (CID-10) da Organização Mundial da Saúde (OMS).

Os profissionais de saúde têm a responsabilidade de proteger crianças e adolescentes dos danos à saúde, particularmente aqueles provenientes dos agravos intencionais ou involuntários.

A identificação dos fatores de risco pessoais, familiares, educacionais e sociais enseja atitudes de promoção à saúde e prevenção de injúrias, por meio de ações interdisciplinares e atuações próprias da comunidade.

Conceitos fundamentais

Os **acidentes** são conceituados como eventos não intencionais e evitáveis, causadores de lesões físicas e/ou emocionais, que ocorrem no âmbito doméstico e nos outros espaços sociais, como trânsito, esportes e lazer etc. Já as **violências**, em termos sociais, interpessoais ou do indivíduo contra si próprio, podem ser consideradas como a realização intencional da relação de força e/ou emprego abusivo e injusto de poder causando ferimento, sofrimento, tortura ou morte. É o resultado da agressividade humana (do latim *agressus* = intencional).

O **risco** é uma proposta técnica que associa o conceito de vulnerabilidade à possibilidade de um dano ou um resultado indesejado, ultrapassando os critérios biomédicos e atingindo variáveis sociais e de comportamento. São características do próprio indivíduo, de sua família, da sociedade e dos grupos de referência (amigos, escola, trabalho, áreas de saúde, justiça, nível socioeconômico, inserção cultural e políticas governamentais). Veja, no Quadro 10.1, outras variantes ainda relacionadas ao risco.

De acordo com o contexto deste capítulo, risco é a probabilidade de um resultado adverso ou um fator que aumente essa probabilidade.

QUADRO 10.1 ■ Variantes do risco

Situação de risco	É o conjunto de circunstâncias que oferecem risco a toda uma comunidade, a um subgrupo social e ao próprio indivíduo.
Comportamento de risco	É o conjunto de reações, procedimentos e condutas que podem ser observados em um indivíduo, estando ele em seu ambiente e em dadas circunstâncias.
Fatores de risco	São elementos que comprometem o equilíbrio da saúde, com grande probabilidade de desencadear ou estar associados a um evento indesejável. Podem ser considerados como características pessoais (baixa autoestima, impulsividade, vítima de abuso sexual), familiares (conflitos, autoritarismo, permissividade), educacionais (falta de compromisso com o estudo, repetência, evasão) e sociais (explosão demográfica, mídia, ambiente, drogas).

A **vulnerabilidade** é um conceito utilizado para designar a suscetibilidade do ser humano mediante problemas e danos à saúde individual e coletiva. Na infância a criança rende-se a seu próprio comportamento imaturo, enquanto na adolescência as atitudes são menos passivas, assumindo um lugar progressivamente consciente.

Os **fatores protetores** são recursos pessoais ou sociais que atenuam ou neutralizam o impacto do risco, facilitando a resistência às enfermidades, reduzindo ou retardando a ocorrência de incapacidades e promovendo a recuperação mais rápida dos prováveis danos. São hábitos positivos para a saúde, entre outros: alimentação adequada, administração do tempo livre, evitar o uso de substâncias nocivas, evitar práticas sexuais de risco, estrutura familiar e social adequadas, afeto, suporte emocional, espiritualidade, visão otimista da vida, serviços de saúde de boa qualidade, redes sociais de apoio, educação em saúde e respeito aos direitos de cidadania.

A **resiliência** é a capacidade de superar adversidades e lidar positivamente com situações difíceis, como a violência. Está presente no desenvolvimento de todo ser humano e deve ser incentivada desde a infância.

Classificação das violências

As crianças e os adolescentes têm sofrido variados tipos de violência, que se manifestam nas formas de abusos físicos, psicológicos, sexuais e negligências concretizadas nos ambientes intrafamiliar e comunitário.

A classificação proposta pelo Relatório Mundial de Violência e Saúde (Krug et al. 2002) subdivide as violências em três categorias: autoinfligida, interpessoal e coletiva (Fig. 10.1).

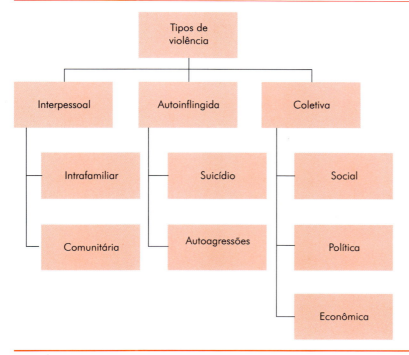

FIGURA 10.1 ■ Classificação das violências segundo o Relatório Mundial de Violência e Saúde.
Fonte: Adaptada de Krug et al. 2002.

A violência interpessoal ocorre na interação entre as pessoas, que demonstram dificuldade de resolver seus conflitos, e é dividida em violência intrafamiliar e comunitária. A violência intrafamiliar ocorre nas relações hierárquicas entre pais, filhos, irmãos e afins. Tem na agressão a forma de solucionar conflitos e, na negligência, a atitude de não utilizar os recursos básicos de saúde. A violência comunitária é exercida por indivíduos, conhecidos ou não, praticada em ambientes sociais como escolas, locais de lazer, comunidades religiosas, condomínios e outros.

A violência autoinfligida caracteriza-se por alterações do comportamento que refletem ideias de provocar lesões em si mesmo ou acabar com a própria vida.

A violência coletiva é resultante dos atos violentos que ocorrem nos ambientes macrossociais, políticos e econômicos, praticados pela dominação de grupos ou do Estado, tendo como finalidade prejudicar o exercício dos direitos humanos. Historicamente, é representada pelas atitudes de dominação relacionadas às desigualdades sociais, de gênero, de etnia e hierarquia familiar, as quais têm a tendência de perpetuação cultural.

Classificação dos acidentes

Os acidentes, em todas as suas dimensões, assumem um papel relevante na morbimortalidade infantojuvenil. A seguir, você verá os tipos de acidentes mais prevalentes em nosso meio.

Acidentes de transporte e trânsito

As crianças e os adolescentes figuram no tráfego urbano e rural durante toda a vida. O envolvimento no trânsito ocorre de várias formas: no primeiro ano de vida, como pedestre no seu meio de transporte habitual (carrinho/colo) e como passageiro nos veículos em geral. Após essa idade, considerando o desenvolvimento biopsicomotor, as vítimas podem ser pedestres (atropelamentos), passageiros ou motoristas dos próprios meios de transporte (bicicleta, skate, motocicletas e automóveis).

Acidentes nas atividades física e laborativas

Na infância e na adolescência, a atividade física, tanto lúdica como competitiva, pode provocar acidentes, determinando lesões de gravidade variável. Em geral, à medida que o desenvolvimento físico e psicomotor progride, os acidentes adquirem aspectos peculiares, considerando o grau de energia utilizada nas atividades recreativas ou competitivas.

O trabalho infantil existe desde os primórdios da civilização e é uma atividade de risco que compromete o bem-estar físico, psicológico, social e moral de milhões de crianças e adolescentes no mundo.

Afogamentos

Os afogamentos caracterizam-se pela consequência de um acidente por submersão, figurando entre as principais causas de morte entre crianças menores de quatro anos e na adolescência. A ausência de vigilância em ambientes domésticos (banheiros, baldes, bacias com água e piscinas) e o comportamento de risco dos adolescentes (uso de álcool e drogas, onipotência) predispõem a essa fatalidade.

> Na legislação brasileira, de acordo com a Consolidação das Leis Trabalhistas (CLT) nº 5.452/1943, art. 403 modificado pela Lei nº 1.097/2000, o trabalho é "[...] proibido [...] a menores de 16 anos de idade, salvo na condição de aprendiz, a partir dos 14 anos".

Asfixia/aspiração

A maior parte dos acidentes que envolvem asfixia no público de crianças e adolescentes ocorre pela existência/aspiração de corpos estranhos em orifícios naturais. As crianças têm o hábito, segundo o seu desenvolvimento, de introduzir substâncias e objetos nas diferentes cavidades do corpo humano, como orelha, nariz e boca. Esses acidentes constituem uma importante causa de atendimentos em emergência, podendo ocasionar graves lesões e até morte. As diversas manifestações clínicas dependem da idade da criança e do tipo do corpo estranho, origem, tamanho e formato. Dependem também do órgão envolvido e do grau da lesão provocada. São exemplos de corpos estranhos, habituais em nosso meio: grãos, peças de bijuterias e brinquedos, pilhas e baterias, moedas, insetos, pregos e parafusos, algodão, espinha de peixe etc.

O sufocamento pode ocorrer também com crianças que tenham acesso a sacos plásticos, travesseiros, fraldas, lençóis e cobertores soltos ou com aquelas que sejam involuntariamente esquecidas em veículos automotores.

Choque elétrico

É o acidente provocado pela passagem da corrente elétrica pelo corpo humano, em decorrência do contato com tomadas, fios expostos e rede elétrica. Os choques por raios são potencialmente graves. As manifestações clínicas envolvidas variam desde queimaduras (energia elétrica convertida em energia térmica) até disfunção de múltiplos órgãos e morte. As complicações mais relatadas na literatura são parada cardíaca ou respiratória, queimaduras, arritmias e convulsões.

Intoxicações

A manifestação clínica no ser humano submetido à ação de agentes potencialmente tóxicos, como medicamentos, plantas, produtos de limpeza, pesticidas de uso agrícola ou domiciliar e resíduos tóxicos nos alimentos, representa um desafio à prática médica. As circunstâncias do acidente e a imprecisão das informações dificultam a avaliação e a conduta para cada caso. As intoxicações por produtos de uso doméstico são mais frequentes em crianças de 1 a 4 anos, enquanto nos adolescentes predomina o uso crescente das drogas de abuso.

Picadas e mordeduras

Os animais peçonhentos produzem substâncias tóxicas que são inoculadas por um aparelho especializado (dente, ferrão e aguilhão). Os acidentes provocados por cobras, escorpiões, aranhas, lagartas, abelhas e marimbondos, particularmente na infância, podem ser graves.

As picadas provocadas por ofídios assumem a maior incidência dos acidentes por animais peçonhentos, seguidas das picadas por aracnídeos e apídeos. Além das manifestações inflamatórias locais, podemos encontrar alterações específicas e sistêmicas, de acordo com a toxicidade do veneno e da resposta da vítima.

As mordeduras e arranhaduras produzidas por animais silvestres ou domésticos acarretam lesões físicas que podem desencadear infecções graves provenientes da contaminação oral do animal (raiva). Os animais costumam manifestar atitudes agressivas por sentirem medo, dor ou por defender seu território, cria e grupo. As crianças, pela inabilidade motora, e os adolescentes, pelo comportamento de risco, podem ser vítimas ou agressores, provocando a reação de defesa caracterizada pela mordida.

Queimaduras

São lesões frequentes em crianças e adolescentes, relacionadas ao comportamento por vezes inconsequente dessas faixas etárias. Os agentes predominantes envolvidos nesse tipo de acidente são: líquidos e objetos quentes, fogo, irradiação solar, produtos químicos e choque elétrico. Na atualidade, as baterias de aparelhos eletrônicos, cujas substâncias incluem, por exemplo, a soda cáustica, ingeridas ou aspiradas, provocam lesões graves nos aparelhos digestivo e respiratório, exigindo um atendimento emergencial. A exposição inadequada aos raios solares pode provocar, em organismos predispostos, desidratação e queimaduras extensas em diversos níveis.

Quedas

Tipo de acidente mais frequente em todo ciclo vital. Compõe uma das principais causas de morbimortalidade acolhidas nos diversos níveis de atenção à saúde. As lesões decorrentes desse tipo de acidente dependem dos elementos e circunstâncias presentes tanto no ambiente doméstico como no social em que ocorreu o evento, como: do colo de um adulto, de uma laje, do andador, de uma escada, de uma janela, de um brinquedo etc.

Epidemiologia

Na maioria dos países, o conhecimento do impacto das causas externas acontece mediante análise dos dados de mortalidade em geral e da morbidade hospitalar, sendo pouco conhecida a morbidade ambulatorial e emergencial.

No Brasil, é possível obter as informações de morbimortalidade por causas externas acessando:

- Sistema de Informação de Mortalidade (SIM), que contém dados das declarações de óbito.
- Sistema de Informações Hospitalares do Sistema Único de Saúde (SIH/SUS), ressaltando a exclusão de informações de serviços não conveniados com o SUS.
- Sistema de Informação de Agravos de Notificação (Sinan), para as notificações compulsórias das doenças e agravos, entre eles a violência.
- Sistema de Informação de Acidentes e Violências (Viva), criado em 2006 pelo Ministério da Saúde (MS) especificamente para notificação dos acidentes e violências. No município de São Paulo, criou-se um programa informatizado semelhante, o Sistema de Informação e Vigilância de Acidentes (SIVA).

A implantação dos sistemas de informação tem caráter compulsório, porém, infelizmente, são ainda desconhecidos pela maioria dos profissionais de saúde, o que gera, consequentemente, a sub, má ou não notificação dos agravos.

Há uma imperiosa necessidade de capacitar os profissionais para lidar com os instrumentos legais, pois a notificação, além de auxiliar o delineamento do perfil epidemiológico das causas externas, promove o desenvolvimento das políticas públicas e desencadeia as ações de atenção global à saúde individual e coletiva.

Mortalidade

Dados do MS para o ano de 2014 mostram que as causas externas representam a primeira causa de morte entre crianças a partir do primeiro ano de vida até a adolescência, e já estão presentes como a quinta causa desde o nascimento (Tab. 10.1).

TABELA 10.1 ■ As cinco principais causas de mortalidade, segundo faixas etárias e por capítulos do CID-10 (2014)

Faixa etária (anos)	1ª causa	2ª causa	3ª causa	4ª causa	5ª causa
< 1	Perinatais	Anomalias congênitas	Afecções respiratórias	Doenças infecciosas	Causas externas
1 – 4	Causas externas	Afecções respiratórias	Anomalias congênitas	Doenças infecciosas	Neoplasias
5 – 9	Causas externas	Neoplasias	Doenças do sistema nervoso	Afecções respiratórias	Doenças infecciosas
10 – 14	Causas externas	Neoplasias	Doenças do sistema nervoso	Afecções respiratórias	Afecções mal definidas

Fonte: Disponível em http://www2.datasus.gov.br/DATASUS/index.php?area=0205&id=6937. Acesso em 15 ago 2016.

Com relação aos diferentes tipos de causas externas, a distribuição da mortalidade porcentual, segundo o MS (2014), mostra que, nos menores de um ano, cerca de 70% das mortes são provenientes de afogamentos, sufocações, quedas e queimaduras, apresentando um decréscimo progressivo até a adolescência. De modo inverso, as agressões e os acidentes de transporte contribuem com 82,3% dos óbitos entre jovens de 15 a 19 anos, comprometendo inclusive crianças no primeiro ano de vida (Tab. 10.2).

TABELA 10.2 ■ Mortalidade proporcional por causas externas em menores de 20 anos, segundo tipo, Brasil, 2014

Faixa etária (anos)	Tipo de causas externas (%)				Total de óbitos causas externas	
	Acidentes de transporte	Afogamentos Sufocações Quedas Queimaduras	Agressões	Outras causas externas	Nº	%
< 1	10,6	70,5	9,4	9,5	1.014	100,0
1 – 4	27,9	56,7	8,4	7,0	1.364	100,0
5 – 9	43,9	40,0	10,0	6,1	1.174	100,0
10 – 14	30,0	26,8	31,2	12,0	2.370	100,0
15 – 19	22,3	8,3	60,0	9,4	16.771	100,0

Fonte: Disponível em http://www2.datasus.gov.br/DATASUS/index.php?area=0205&id=6937. Acesso em 15 ago 2016.

Morbidade

Com relação às notificações de violências, tendo como fonte o (Sinan e a Secretaria de Vigilância em Saúde ([SVS], 2014), observa-se a predominância das agressões físicas em todas as idades. As negligências manifestam-se principalmente em menores de quatro anos. Não podemos deixar de salientar o crescente aumento das denúncias das situações relacionadas com a violência sexual (Tab. 10.3).

Acidentes e violências: fatores de risco na infância e na adolescência

TABELA 10.3 ■ Notificações de violências, segundo faixa etária e tipo, Brasil, 2014

Faixa etária (anos)	Tipo de violência (%)					Total de notificaçãoes	
	Física	Negligência/ abandono	Sexual	Psicológica	Outros	Nº	%
< 1	32,9	45,8	2,8	5,4	13,1	8.382	100,0
1 – 4	27,6	36,1	15,2	7,9	13,2	13.611	100,0
5 – 9	37,0	17,8	21,9	14,2	9,1	15.168	100,0
10 – 14	44,1	8,6	20,2	12,4	14,7	31.428	100,0
15 – 19	57,6	3,1	5,3	9,4	24,6	52.908	100,0
Total	46,4	13,0	12,1	10,3	18,2	121.497	100,0

Fonte: MS/SVS - Sinan Net (Brasil. Ministério da Saúde, 2016).

Dados do Sistema de Internação Hospitalar/SUS de 2014 revelam que, proporcionalmente, as quedas constituem a principal causa de hospitalização por acidentes em menores de 20 anos. De modo subsequente, aparecem os outros tipos de acidente, como queimaduras, intoxicações, sufocações e acidentes de transporte. Com relação às violências, as agressões assumem um papel importante com o avançar da idade (Tab. 10.4).

TABELA 10.4 ■ Hospitalizações por causas externas em menores de 20 anos no Brasil em 2014

Faixa etária (anos)	Causas externas (%)								Total de causas externas	
	Queda	Outras causas de acidentes	Acidentes de transporte	Evento cuja intenção foi indeterminada	Agressões	Complicaçãoes de assist. médica e cirúrgica	Lesões auto-provocadas	Outras causas externas	Nº	%
< 1	38,2	29,6	8,1	8,1	2,7	7,0	0,8	5,6	7.050	100,0
1 – 4	34,3	39,3	8,8	8,0	1,7	3,1	0,9	3,9	33.096	100,0
5 – 9	43,0	30,2	11,6	7,5	1,4	2,4	0,3	3,6	49.882	100,0
10 – 14	40,2	28,7	14,3	7,6	2,4	2,5	0,5	3,8	56.392	100,0
15 – 19	26,8	25,2	24,9	7,4	8,0	2,5	1,0	4,2	93.284	100,0
Total	34,7	29,1	16,9	7,6	4,3	2,7	0,7	4,0	239.704	100,0

Fonte: Sistema de Informações Hospitalares - SIH/SUS (Brasil. Ministério da Saúde, 2016).

A distribuição de notificações por violência segundo o gênero, de acordo com os dados do Sinan (2014), indica que aproximadamente 66% delas incidem no sexo feminino.

As notificações por causas externas, na sua maioria, são originárias do sexo masculino, correspondendo a 73,2% (Tab. 10.5).

TABELA 10.5 ■ Notificações de violência segundo o gênero e o número de internações por causas externas, Brasil, 2014

Sexo	Masculino		Feminino		Total	
Fonte	nº	%	nº	%	nº	%
SINAN	55.330	34,1	106.824	65,9	162.154	100,0
SIH	175.441	73,2	64.263	26,8	239.704	100,0

SINAN, Sistema de Informação de Agravos de Notificação; SIH, Sistema de Informações Hospitalares.

Fonte: SINAN/SVS, 2014 (Brasil. Ministério da Saúde, 2016).

Importância do diagnóstico e dos procedimentos

As lesões ou traumatismos são conceituados como danos resultantes da transferência de energia mecânica, térmica, química ou irradiante, aplicada no corpo humano em quantidades que excedam o seu limiar de tolerância fisiológica ou que resultem da falta de um ou mais elementos vitais, como o oxigênio.

Os prejuízos originados dos eventos e das circunstâncias ambientais, de natureza intencional ou não, são designados como causas externas, como já discutimos. O reconhecimento das lesões resultantes requer um preparo profissional adequado e capacitado.

Nas violências, independentemente da sua causa, o diagnóstico não é tão simples. A falta de um método semiológico característico, de preparo técnico e a diversidade de valores socioculturais fazem com que a avaliação seja mais complexa e trabalhosa.

Nos acidentes, o mecanismo ou cinemática do trauma (impacto, ejeção, quantidade de energia), a natureza do evento (colisão, queda, queimadura), a localização (cabeça, membros, tórax, abdômen) e o tipo da lesão (fraturas, hematomas, entorses, ferimentos) geralmente não apresentam dificuldade diagnóstica. A atuação médica dependerá do local do atendimento, da gravidade das lesões, de suas possíveis sequelas e medidas de suporte. Os acidentes podem ser assistidos em diferentes níveis de atenção, a saber: pré-hospitalar fixo ou móvel, rede hospitalar geral ou de referência de complexidade diversa e serviços pós-hospitalares.

As características das lesões físicas e psicológicas, as dificuldades escolares, os comportamentos e as condutas sexuais impróprias representam possíveis indicadores de vitimização. Cabe aos profissionais da equipe de saúde acolher a vítima com privacidade, paciência e disponibilidade, considerando a sua vulnerabilidade, interferindo e encaminhando adequadamente cada ocorrência, lembrando a importância do ambiente social e familiar no binômio vítima e agressor.

O atendimento às vítimas das injúrias resultantes das causas externas requer uma sequência de ações:

- identificar o tipo, a natureza da lesão e a sua causa;
- prestar atendimento integral clínico/cirúrgico emergencial ou ambulatorial, conforme o agravo;

- interagir com membros da equipe multiprofissional;
- notificar e denunciar aos órgãos competentes;
- identificar os fatores de risco socioambientais.
- atuar nas ações de prevenção dos agravos e de promoção da saúde.

Compete às instituições e aos profissionais de saúde notificar e denunciar aos órgãos competentes, as ocorrências de eventos classificados como causas externas. São exemplos desses órgãos: os conselhos tutelares, as varas da infância e juventude, as delegacias de polícia, o Ministério Público e os serviços de vigilância epidemiológica, de acordo com as competências e disponibilidades locais. O ato de notificar desencadeia um processo que visa a interromper atitudes e comportamentos e, concomitantemente, produzir informações que dimensionam a importância desses agravos nas políticas públicas.

> Os membros da equipe multiprofissional têm a responsabilidade de manter crianças e jovens protegidos de danos à saúde, o que exige competência para lidar com a prevenção, o diagnóstico e o tratamento desses agravos.

Considerações finais

As causas externas provocam uma grande sobrecarga à saúde, estabelecendo a necessidade de ações preventivas multissetoriais que tenham como alvo o atendimento individual, familiar e da comunidade, as modificações ambientais e a implantação de políticas públicas e de legislação específicas.

As ações preventivas, sejam ativas ou passivas, devem fazer parte da rotina da assistência a crianças e adolescentes, no ambulatório/consultório, nos serviços de emergência e na comunidade, em todos os níveis de atenção, evitando as injúrias, minimizando a gravidade das lesões e promovendo a adequada reabilitação do paciente.

Assim, evidencia-se o caráter epidêmico das causas externas na infância e na adolescência, que tem desencadeado progressivo impacto na morbidade e na mortalidade da população brasileira e mundial e constituem um crescente agravo não transmissível de grande importância em saúde coletiva.

▬ Atividades

1) No Brasil, o conhecimento da importância e do impacto da mortalidade e da morbidade provenientes das causas externas na infância e na adolescência tornou-se objeto de vigilância e de prevenção em saúde no âmbito do Sistema Único de Saúde (SUS). Considerando as limitações dos Sistemas de Informação em Saúde em descrever as características dos agravos cujo desfecho tenha sido o óbito ou a internação hospitalar, o que deve ser ponderado como fator limitante das informações?

Gabarito: O conhecimento da validade e a variabilidade dos dados em função da informação sobre o tema, os quais ainda são desconhecidos pela maioria dos profissionais de saúde, gerando, consequentemente, a sub, má ou não notificação dos agravos, além do desconhecimento da obrigatoriedade da informação (compulsória). Os dados provêm dos serviços vinculados ao SUS, não incluindo os atendimentos de outras unidades e também das vítimas que não procuram assistência.

2) Qual a importância da capacitação dos profissionais de saúde para utilizar os instrumentos de notificação compulsória previstos na legislação referentes aos agravos provocados por acidentes e violências?

Gabarito: Há uma imperiosa necessidade de capacitar esses profissionais para lidar com os instrumentos legais, pois a notificação: auxilia o delineamento do perfil epidemiológico das causas externas; promove o desenvolvimento das políticas públicas; desencadeia as ações de atenção global à saúde individual e coletiva.

▬ Leituras sugeridas

Ministério da Saúde, Secretaria de Vigilância em Saúde, Vigilância de violência doméstica, sexual e/ou outras violências: Viva/Sinan. Bol Epidemiol 2011; 44(9):1-11.

Ministério da Saúde, Secretaria de Vigilância em Saúde, Departamento de Vigilância de Doenças e Agravos não Transmissíveis e Promoção da Saúde. Viva: Vigilância de violências e acidentes, 2009, 2010 e 2011. Brasília: Ministério da Saúde, 2013.

Prefeitura de São Paulo, Secretaria Municipal de Saúde, Coordenação da Atenção Básica. Linha de cuidado para atenção integral à saúde da pessoa em situação de violência. São Paulo: Prefeitura Municipal, 2015 [acesso em 01 dez 2016]. Disponível em: www.prefeitura.sp.gov.br/cidade/secretarias/upload/saude/baixacartilhaviolencia(1).pdf.

Waksman RD, Blank D. Prevenção de acidentes: um componente essencial da consulta pediátrica. Rev Pediatr. 2014; 4(3 supl. 1):S36-S44.

Waksman RD, Gikas RMC, Blank D (Orgs.). Crianças e adolescentes em segurança. Barueri: Manole, 2014.

SEÇÃO IV

CIÊNCIAS SOCIAIS E HUMANAS EM SAÚDE

Abordagens socioculturais da saúde e da doença

Paulo Artur Malvasi, Cássio Silveira e Patrícia Martins Montanari

Objetivos

- Reconhecer as abordagens socioculturais do processo saúde-doença.
- Compreender os principais conceitos sobre a dimensão simbólica das práticas sociais.
- Analisar aspectos do campo da saúde a partir do referencial teórico-conceitual das ciências sociais.

Introdução

As abordagens socioculturais do processo saúde-doença partem de um pressuposto das ciências sociais e humanas: o de que o homem é um ser relacional e simbólico, que não se limita a um conjunto de órgãos e sistemas que deve ser reparado. Para compreender o estado, as situações e as condições de saúde do indivíduo nesta análise, é necessário incorporar a **dimensão simbólica** do processo saúde-doença.

O que se entende por dimensão simbólica das práticas sociais? Por que podemos afirmar que as práticas de saúde são práticas sociais? Este capítulo guiará você a uma reflexão sobre esses questionamentos.

Conceitos fundamentais em práticas de saúde como práticas sociais

A consolidação das ciências sociais, humanas e, particularmente, da antropologia, marcou sua especificidade no debate científico, a partir do

Cultura é o conjunto de orientações extrínsecas construídas socialmente por meio de símbolos. A cultura completa o homem enquanto espécie, sendo a base principal de sua especificidade. Esse conceito remete às representações coletivas das sociedades e aos seus universos simbólicos, de crenças, mitos e tabus.

questionamento de uma base natural para a compreensão da experiência humana em sociedade. Segundo essa abordagem, o ser humano não segue uma orientação intrínseca, padronizada geneticamente, ao contrário, a ação humana e a própria sobrevivência da espécie estão condicionadas à constituição de orientações extrínsecas, socialmente construídas por meio de símbolos. Autores clássicos da antropologia, como Claude Lévi-Strauss e Clifford Geertz, ressaltam que o homem é um ser inacabado, que se completa pela incorporação de sistemas simbólicos (economia, estética, moral, parentesco, política, religião) que orientam sua ação no mundo. Tal perspectiva deu margem à emergência do conceito de cultura como um veículo conceitual indispensável para a compreensão do ser humano.

Quando utilizamos a teoria antropológica para a compreensão do processo saúde-doença, notamos que os fenômenos relacionados à saúde e à doença são dotados de significados pelo doente, pelo médico e pelas famílias. A visão de mundo e os modos de vida, isto é, os padrões culturais que as pessoas adotam se manifestam em como interpretam as origens das doenças, bem como nos modelos terapêuticos vivenciados. Uma primeira aproximação a essas abordagens revela leituras dos fenômenos da saúde e da doença como realidades construídas social e simbolicamente, possuindo estreita relação com a trajetória das pessoas e de seus familiares, que sempre elaboram interpretações sobre as enfermidades.

Diante de uma enfermidade, tanto os médicos e demais profissionais do setor de saúde como os doentes e seus familiares elaboram interpretações para as doenças, cujos significados se tornam acessíveis a nós quando apreendemos os sistemas simbólicos que orientam a vida das pessoas. Enquanto o médico decodifica os sintomas de seu paciente de acordo com as categorias presentes no modelo biomédico, aprendido no processo de formação nas faculdades de medicina, o doente e seus familiares, por sua vez, têm uma compreensão própria de seu estado de saúde, e elaboram uma interpretação para o mal que os aflige, cujos significados estão ligados aos valores próprios do contexto sociocultural no qual estão inseridos.

A questão da diversidade cultural é o ponto mais importante para a compreensão das abordagens socioculturais do processo saúde-doença.

As abordagens socioculturais da saúde e da doença enfatizam, desse modo, a relação médico-paciente, marcada por diferentes visões de mundo que se cruzam nos processos terapêuticos.

No transcorrer de sua história, as ciências sociais e humanas promoveram reflexões acerca da diferença, particularmente a partir do encontro da ciência "ocidental" com outros povos diversos da sua matriz cultural. A **alteridade** é uma dimensão fundamental das ciências sociais e humanas, e a sua compreensão leva pesquisadores e profissionais que lidam com o humano a se colocarem no lugar do outro.

Essa relação com a diferença propiciou uma atitude reflexiva, pois o aprofundamento no "mundo do outro" tem como contrapartida uma nova reflexão sobre o "meu mundo". Utilizando um jargão da antropologia, transformamos o estranho em familiar, e o familiar em estranho.

As abordagens socioculturais nos ensinam, portanto, que os limites dentro dos quais operam as interpretações relativas aos fenômenos corporais e, em particular, à doença e seus sintomas, são dados por uma diversidade de visões de mundo e modos de vida. Essa perspectiva relativiza o modelo biomédico de interpretação do processo saúde-doença, com sua ênfase na anatomia e fisiologia universais, apontando para a importância do universo simbólico da cultura na definição da saúde e da doença, bem como dos itinerários terapêuticos traçados pelas pessoas em busca de ajuda.

Alteridade é uma situação, um estado ou uma qualidade que se constitui pela diferença; noção que reflete os aspectos epistemológicos da antropologia, isto é, a diferença é condição fundamental do humano e só é possível produzir conhecimento sobre a humanidade partindo do reconhecimento da diversidade cultural.

Os diversos caminhos percorridos pelas pessoas (sujeitos que edificam trajetórias por espaços, lugares, instâncias, instituições) formam os **itinerários terapêuticos**. Nesse sentido, os modelos explicativos da doença, tanto dos pacientes e de seus familiares como dos profissionais de saúde, veiculam crenças e valores que orientam suas condutas terapêuticas no interior do processo saúde-doença, de maneira que a interação que ocorre entre os respectivos modelos é um componente central nos cuidados em saúde. Pesquisas na área de ciências sociais em saúde revelam que, em uma parcela significativa dos itinerários, a principal busca das pessoas é por cuidados, ou seja, elas percorrem espaços e instituições na tentativa de adequar seu corpo e de solucionar agravos, incluindo os problemas de saúde.

Uma série de mudanças em sociedades contemporâneas e, particularmente, na sociedade brasileira, tem chamado a atenção do setor de saúde. Algumas dessas mudanças demandam abordagens socioculturais:

- a multiplicação de problemas de saúde relacionados às mudanças climáticas e à crescente circulação das pessoas na era globalizada;

- o acirramento dos problemas sociais, sobretudo marcados pela veloz urbanização;

- a eclosão de novas questões de saúde dos trabalhadores, resultante da reestruturação produtiva;

- a conexão cada vez mais imbricada do novo quadro de problemas de saúde com estilos, modos e condições de vida.

As interações entre o orgânico e o social se revelam igualmente marcantes nas sociedades contemporâneas. Se considerarmos as variações sazonais e contextuais em que as doenças aparecem, fazem casos fatais e recrudescem, por exemplo, teremos a mudança na incidência ou na prevalência de doenças, bem como nas causas e morte em um determinado conjunto populacional – como a transformação do perfil de morbimortalidade que aconteceu no Brasil nas últimas décadas. A expectativa de vida do brasileiro aumentou, a fecundidade baixou e as causas de mortalidade mudaram: um resultado de complexas interações entre processos orgânicos e sociais.

A situação epidemiológica brasileira atual indica a presença de doenças infecciosas e parasitárias (que não foram superadas), mas é possível, também, observar de forma crescente a presença significativa de causas externas e condições crônicas como tendências importantes de morbimortalidade da sociedade brasileira contemporânea. Em um cenário como esse, fica claro que sistemas de saúde fragmentados e organizados para o enfrentamento das condições agudas, por meio de equipamentos de pronto atendimento ambulatorial e hospitalar, não dão conta das demandas sociais por saúde.

Nesse quadro, as abordagens das ciências sociais e humanas são evocadas tendo em vista a relativização do modelo biomédico para alcançar as dimensões socioculturais dos fenômenos da saúde, da doença, do sofrimento e do cuidado. Diversas enfermidades atuais dependem mais da colaboração dos cidadãos do que de medicamentos receitados; os problemas e agravos de saúde contemporâneos são fortemente vinculados a condições, situações e estilos de vida. Os saberes das ciências sociais e humanas tornam-se, portanto, significativos para o setor de saúde, porque produzem conhecimento detalhado de pequenos grupos; favorecem o conhecimento do ponto de vista dos atores sociais e dos contextos sociais; exemplificam o comportamento de sujeitos e coletividades; contribuem para uma visão complexa do processo saúde-doença.

As abordagens socioculturais evidenciam os limites do modelo biomédico ao revelar que o processo saúde-doença está diretamente ligado ao contexto sociocultural no qual se desenrola.

Os resultados das pesquisas ancoradas em abordagens socioculturais, quando transferidos para o sistema de saúde, fortalecem a perspectiva da Atenção Primária à Saúde (APS), reforçando a importância da constituição de redes de atenção para o atendimento das demandas contemporâneas nessa área. Nesse contexto, a noção de integralidade emerge como categoria de análise e intervenção. Essa noção pressupõe a prestação, pela equipe de saúde (ver capítulo 3), de um conjunto de serviços que atendam às necessidades da população nos campos da promoção, da prevenção, do cuidado e da reabilitação, a responsabilização pela oferta de serviços em outros pontos de atenção à saúde e o reconhecimento adequado dos problemas biológicos, psicológicos e sociais que causam as doenças.

A integralidade é um conceito denso que pode apresentar diferentes sentidos, pois amplia a tradicional concepção da saúde superando a noção restrita. À ausência de doenças do organismo biológico, incluem-se as dimensões social, econômica, política, cultural, comunitária e institucional, considerando-as instâncias potentes para a constituição do bem-estar.

Considerações finais

As contribuições das abordagens socioculturais nos ajudam a enveredar pela consideração dos valores que sustentam escolhas feitas pelas sociedades no que se refere às questões que colocam em jogo não apenas a existência física, mas também social dos indivíduos.

O potencial heurístico da interface entre ciências sociais e humanas – e ciências da saúde – revela a possibilidade de construção desta como um objeto de investigação complexo e rico. As abordagens socioculturais convertem-se em saberes primordiais para interrogar o campo da saúde, na medida em que permite apreender o outro a partir de suas especificidades sociais e culturais, e contribuir para a formação dos profissionais em uma perspectiva de compreensão da integralidade.

A partir das abordagens socioculturais, aprendemos que não se pode falar de saúde e doença no singular, mas, antes, compreender os diferentes níveis de complexidade que o fenômeno das "saúdes" e "doenças" comporta na atualidade.

▬ Atividades

1) As ciências sociais e humanas observam as enfermidades para além de suas características puramente fisiológicas. Enfatizam, portanto, os aspectos socioculturais do comportamento humano associado às noções de dor e infortúnio, assim como as interações humanas que influenciam a saúde e a doença, entre elas a relação médico-paciente. Caracterize as abordagens socioculturais perante uma visão estritamente biológica da saúde e da doença.

   Gabarito: As abordagens socioculturais nos ensinam que os limites dentro dos quais operam as interpretações relativas aos fenômenos corporais e, em particular, à doença e seus sintomas, são dados por uma diversidade de visões de mundo e modos de vida. Essa perspectiva relativiza o modelo biomédico de interpretação do processo saúde-doença, com sua ênfase na anatomia e fisiologia universais, apontando para a importância do universo simbólico da cultura na definição da saúde e da doença, bem como dos itinerários terapêuticos traçados pelas pessoas em busca de ajuda.

2) A integralidade é um conceito que demanda conhecimento sobre aspectos das ciências sociais e humanas. Trata-se de um conceito denso que pode apresentar diferentes sentidos, pois amplia a tradicional concepção da saúde incluindo as dimensões social, econômica, política, cultural, comunitária, institucional etc., enquanto instâncias potentes para a constituição do bem-estar, ou da vida saudável. Discuta a implicação desse princípio do Sistema Único de Saúde (SUS) nas práticas e experiências profissionais dos médicos.

Gabarito: O conceito de integralidade reforça a importância da constituição de redes de atenção para o atendimento das demandas contemporâneas de saúde. Tal noção pressupõe a prestação, pela equipe de saúde, de um conjunto de serviços que atendam às necessidades da população nos campos da promoção, da prevenção, do cuidado e da reabilitação, a responsabilização pela oferta de serviços em outros pontos de atenção à saúde, e o reconhecimento adequado dos problemas biológicos, psicológicos e sociais que causam as doenças.

Leituras sugeridas

Helman, CG. Cultura, saúde e doença. Porto Alegre: Artmed, 1994.

Minayo, MCS. O desafio do conhecimento – Pesquisa qualitativa em saúde. 9. ed. São Paulo: Hucitec, 2006.

Determinação social do processo saúde-doença

Cássio Silveira, Regina Maria Giffoni Marsiglia e Nivaldo Carneiro Junior

Objetivos

- Apresentar a noção de determinação social do processo saúde-doença, tendo como base teórica as noções de pobreza e desigualdade social em suas relações com os processos de adoecimento.
- Demonstrar a complexidade existente na noção de determinação social do processo saúde-doença, seu potencial explicativo sobre as variadas formas do adoecer nos planos individual e coletivo, assim como a revelação de um quadro desigual nas formas de adoecer e morrer nas sociedades contemporâneas.

Introdução

A saúde, assim como seu oposto, a doença, compõe para as ciências sociais partes de um mesmo processo. Durante séculos, vários autores têm se voltado para o entendimento dessa problemática, à qual poderíamos atribuir quase sempre o seguinte ponto de partida: a saúde e a doença constituem um fenômeno essencialmente biológico ou essencialmente social?

Com o intuito de introduzir e situar o leitor menos habituado às produções intelectuais sobre conceitos como saúde e doença nos debates teóricos produzidos no campo das ciências sociais, particularmente na sociologia e na antropologia, acreditamos que a importância desses conhecimentos é justamente contribuir para o conjunto de disciplinas (teóricas e práticas) presentes nos contextos de formação profissional em saúde.

Por meio da apresentação de dois conceitos fundamentais, a saber, a pobreza e a desigualdade social, este capítulo propõe desenvolver algumas noções teóricas em ciências sociais no campo da saúde, acedidas aos modelos explicativos que procuraram demonstrar a complexidade existente no binômio saúde-doença, e suas bases de entendimento, que colocam na noção de social um pressuposto importante.

A discussão central do capítulo procurou abordar, por um lado, a perspectiva do ponto de vista macroestrutural, ou seja, pautado pela incorporação das dimensões históricas e estruturais que delineiam as sociedades; e, por outro lado, o ponto de vista do indivíduo ou do grupo social a que pertence, que produz julgamentos sobre as experiências do adoecer. As pessoas com as quais convive também são consideradas, uma vez que com elas compartilha as transformações provocadas pelo adoecimento.

Pobreza, desigualdade e exclusão social

A definição das chamadas "linhas da pobreza" parte de parâmetros históricos e sociais de satisfação de necessidades básicas, podendo levar ao estabelecimento de patamares de pobreza e de miserabilidade. **Pobreza** é um conceito absoluto, já que abrange aqueles que não obtêm o rendimento mínimo estipulado oficialmente para atendimento de suas necessidades.

A **desigualdade** é um conceito diferente, caracterizado por um componente relacional decorrente dos diferentes níveis de apropriação do Produto Interno Bruto (PIB) *per capita*, pelos vários segmentos da população. Refere-se, portanto, às distâncias relativas entre os estratos da população na apropriação de bens econômicos, políticos e culturais no interior de cada país e entre países.

No Brasil e em outros países da América Latina, a pobreza e a desigualdade são fenômenos que apresentam caráter estrutural, persistindo ao longo do desenvolvimento histórico e social.

Embora ambos os fenômenos – pobreza e desigualdade – interajam entre si, cada um tem sua própria lógica, e para seu enfrentamento são necessárias políticas sociais diferentes. Há políticas que reduzem a pobreza sem alterar o perfil distributivo da sociedade, ou seja, mantêm as desigualdades; e, políticas de redistribuição de renda, que não chegam a interferir nas condições de vida dos mais pobres.

A pobreza e a desigualdade tornam-se mais extensas e profundas pela maneira como a região entra no processo de globalização, ou seja, com a característica principal de dependência econômica dos países centrais – não desenvolvimento de seu parque tecnológico, imposição de regras econômicas rígidas e recessivas determinadas pelas instituições multilaterais, imposição da necessidade de diminuição do Estado, precarização do trabalho, entre outros, são exemplos dessas determinações.

Nesses países, esse processo fez emergir uma nova categoria social – a da **exclusão social**, que significa a emergência de segmentos totalmente discriminados, sem acesso ao trabalho e ao consumo, "supérfluos" para o capital, ou seja, cidadãos "sem direito a ter direitos". Como exemplos, podem ser citados as crianças e os adultos que vivem em situação de rua, ambos expostos aos riscos existentes na sociedade, sem acesso a bens e serviços adequados às suas necessidades.

Saúde e doença

Uma abordagem histórica, ainda que superficial, nos permite verificar as variações existentes nas concepções sobre as explicações dos processos de adoecimento, assim como sobre algumas práticas de intervenção. As noções de puro/impuro e de ações sanitárias mais específicas, como o cuidado com as águas, por exemplo, foram características marcantes nas antigas civilizações.

Durante a Idade Média, por volta do ano 1.000, a instituição do casamento monogâmico imposta pela igreja católica foi efetiva para a diminuição da mortalidade materno-infantil no período. No século XIX, no continente europeu, emergiram estudos com foco nas epidemias, como a cólera na cidade de Londres, investigada por Snow, e um levantamento sobre a saúde e a doença entre os trabalhadores ingleses, produzido por Engels, levando à compreensão dos processos de adoecimento aos **aspectos da vida social**.

Contudo, ainda que alguns modelos teóricos tenham aumentado a aplicação do social nas análises em saúde, o aspecto biológico não ficou relegado a um segundo plano. Pelo contrário, demonstrar a complexidade dos processos de adoecimento e de suas diferentes manifestações nas sociedades requereu uma abordagem que integrasse os campos de conhecimento científico em suas variações disciplinares, incluindo a biologia.

Uma primeira abordagem desse processo permite verificar distintas perspectivas de compreensão sobre os processos de adoecimento:

- **macroestrutural –** a incorporação de dimensões históricas e estruturais da sociedade;

- **microestrutural –** um ponto de vista que resgata a perspectiva do indivíduo e do grupo social.

Por fim, pode-se verificar a existência de análises sobre adoecimento que incorporam ambas as perspectivas, de forma a instruir análises complementares sobre os processos de adoecimento.

> A partir da segunda metade do século XX, a multicausalidade já fundamentava boa parte das análises sobre os processos de adoecimento.

Podem ser consideradas um marco no desenvolvimento das análises sobre o processo de adoecimento, as concepções formuladas por dois autores norte-americanos, Leavell e Clark, com a divulgação, em meados do século XX, do modelo teórico da **História Natural da Doença (HND)**. Sua característica principal foi sugerir a superação dos limites entre a abordagem clínica e a saúde pública, assim como a separação, existente à época, entre as medidas curativas e aquelas consideradas preventivas. Foi um grande salto conceitual (e prático) colocar a perspectiva da prevenção presente em todos os momentos em que fosse possível inserir algum tipo de intervenção para evitar o adoecimento e seus desdobramentos posteriores.

Nessa perspectiva, a noção de multicausalidade fundamentou outra, a de que a intervenção sobre os determinantes das doenças exige uma construção intelectual interdisciplinar, incluindo desde as ciências biomédicas até as ciências humanas, ambas sob a mediação do método epidemiológico e das técnicas de análise estatística. Ao conceberem o adoecimento como um processo, conceberam as doenças como resultado de complexos fatores, cuja dinâmica e interações estariam sempre em transformação no tempo e no espaço.

Desenvolvem-se as noções de níveis de prevenção, subdividindo-as nas fases naturais do processo de adoecimento (Quad. 12.1).

QUADRO 12.1 ■ Níveis de prevenção do processo de adoecimento

Prevenção primária	Foi concebida com a finalidade de desenvolver ações de promoção em saúde (p. ex., ações educacionais) e de proteção específica (p. ex., vacinas), as quais conduziriam à manutenção do estado pré-patogênico, ou seja, diminuindo a possibilidade de que qualquer processo patológico avançasse.
Prevenção secundária	Atuaria no estado patogênico, ou seja, com a doença já instalada no organismo, mas com a intenção de propiciar a melhor evolução ao paciente. O modelo sugeriu o desenvolvimento de ações para diagnósticos mais rápidos, impedindo, assim, a evolução da doença e suas complicações clínicas.
Prevenção terciária	Refere-se ao estado pós-patogênico – quando a doença já atingiu seu estado avançado e produziria consequências mais graves. Intervir na qualidade de vida com intervenções pontuais (p. ex., assistência hospitalar ou terapias com o intuito de recuperação) minimizaria para o indivíduo as consequências deletérias geradas pelo adoecimento.

Ainda que esse modelo tenha avançado na compreensão e na contribuição às práticas de intervenção, as limitações teóricas no modo como a multicausalidade e os determinantes sociais e políticos foram incorporados pelo modelo de HND são passíveis de crítica. Alguns questionamentos permitem considerar e fundamentar essa crítica. Por exemplo: seria possível conceber o processo saúde-doença como "natural"? Diferentes formas de organização social não estariam implicadas na determinação de quem, como, quando e quanto se adoece? Isso nos conduz a pensar nos limites, por um lado, do potencial explicativo proposto no modelo e, por outro, nos limites impostos pela realidade dos sistemas de saúde que nem sempre respondem com um conjunto de ações e de políticas sociais tão abrangentes que possam contribuir para a manutenção da saúde das populações. Esse foi um modelo que muito influenciou a formação médica no Ocidente, de maneira geral; porém, uma abordagem crítica aponta que não dependeria da medicina nem dos médicos a exclusividade nas intervenções em saúde, fossem elas assistenciais ou em saúde pública.

Outro modelo, denominado **determinação social do processo saúde-doença**, emerge na sequência do modelo da HND. Ainda que tenha apresentado considerações positivas acerca do modelo anterior, como a perspectiva multidisciplinar inaugurada e as análises mais ampliadas produzidas sobre o processo saúde-doença, esse modelo produz uma forte crítica ao que o antecedeu. A ideia de que a doença tem um caráter histórico-social, isto é, tem suas particularidades determinadas pela organização social, política e econômica e pelo estado das desigualdades que cercam as populações como um todo, o conduz a afirmar que as explicações sobre os processos de adoecimento têm relação com as condições de vida (trabalho, renda, escolaridade, habitação etc.) e com a situação de saúde (doenças prevalentes, sua distribuição pelos grupos sociais etc.) – fatores que expõem boa parte da população ao excesso de risco de adoecer e morrer.

Esse modelo pressupõe o reconhecimento de uma determinada situação social e de modos de abordar o problema do adoecimento com a inclusão de análises sobre as condições objetivas de existência de pessoas e grupos sociais, além da compreensão da estrutura geral da sociedade que condicionaria perfis distintos de adoecimento e mortalidade.

A desigualdade na distribuição das doenças e da mortalidade passa a ser denunciada, desnaturalizando, portanto, o processo de adoecimento ao colocá-lo no plano histórico das análises de contextos sociais. Nesse sentido, a identificação dos processos de adoecimento passou a incluir um modelo teórico sobre o social que incorpora a compreensão da complexa relação entre as classes sociais, identificando no trabalho uma categoria essencial de análise.

Por fim, outro modelo, denominado **doença como processo simbólico**, passou a compor um vasto conjunto de análises que incorporaram aspectos subjetivos vivenciados por pessoas e/ou grupos sociais em relação aos seus processos de adoecimento, ou mesmo modos de vida que incluíssem cuidados e experiências de atitudes preventivas não exclusivamente orientadas pela tradição das ciências médicas no Ocidente. Ou seja, o modelo tratou de ampliar as análises colocando em foco abordagens teórico-metodológicas sobre o micro nas experiências de vida humana, sem deixar

O modelo da determinação social do processo saúde-doença configurou-se enquanto produtor de análises pautadas em análises macroestruturais, ou seja, análises que consideravam as particularidades históricas dos estados-nação, seu desenvolvimento econômico e, principalmente, as desigualdades produzidas e postas como elementos fundamentais de análise sobre o processo saúde-doença.

de lado análises mais abrangentes que permitissem verificar contextos sociais, políticos, econômicos e culturais.

A importância atribuída às percepções produzidas pelas pessoas (pacientes, trabalhadores em saúde, membros de associações de portadores de patologias, entre outros) ganhou espaço nas análises sobre os processos de adoecimento, tornando explícitas descrições de diferentes experiências sobre o adoecimento em suas interações com os modos de viver e seus contextos sociais, ou seja, contextos mais amplos que iluminam as descrições sobre o adoecer entre as pessoas.

De modo complementar, as análises desse modelo passam a incorporar as diferentes percepções sob o enfoque de dois caminhos identificados nas sociedades:

- concepções e práticas populares sobre saúde e doença desenvolvidas em contextos familiares, grupos comunitários, grupos religiosos, entre outros;

- concepções e práticas denominadas científicas que foram difundidas por sistemas de formação educacional e sistemas de atenção à saúde típicos de sociedades urbano-industrializadas.

É interessante que você observe a ênfase no fenômeno subjetivo da doença (*illness*) contrastando com as referências técnico-científicas que fundamentam as análises e práticas voltadas ao fenômeno biológico (*disease*). Dentro desse contexto dicotômico, observam-se relações de experiência não necessariamente excludentes, como casos de pacientes em que a realização de tratamentos médicos convencionais pode ser concomitante à realização de práticas religiosas, entre outros muitos exemplos. O importante nesse modelo é a incorporação de teorias e metodologias que permitam observar, descrever, analisar e interpretar o vasto campo dos valores produzidos nos mais variados contextos sociais, produzindo quadros explicativos que distinguem as pessoas em categorias e/ou grupos sociais: homens e mulheres; adultos, crianças e jovens; classes sociais; parentes, amigos, estranhos e inimigos; normais e anormais; capazes e incapazes; sadios e doentes; profissões diferentes e de maior ou menor prestígio.

Considerações finais

A intenção deste capítulo foi de contribuir para a formação profissional em saúde pela perspectiva de incorporar à abordagem clínica os conhecimentos globais sobre o paciente; ou seja, a apresentação de alguns elementos conceituais da evolução do campo teórico da saúde coletiva a respeito do processo saúde-doença pode permitir aos estudantes refletir sobre as abordagens individuais em suas interações com o social. Acreditamos, desse modo, que essas contribuições permitem a melhoria dos cuidados assistenciais e da organização de ações em saúde com os segmentos da população.

— Atividades

1) Por que as noções de pobreza e desigualdade são importantes para o entendimento dos processos de adoecimento individual e coletivo?

   Gabarito: São conceitos distintos e, portanto, auxiliam no entendimento dos processos de adoecimento de maneira distinta. Cada um tem a sua própria lógica de construção e de aplicação. Por exemplo: há políticas que reduzem a pobreza sem alterar o perfil distributivo da sociedade, ou seja, mantêm as desigualdades, e políticas de redistribuição de renda, que não chegam a interferir nas condições de vida dos mais pobres.

2) Por que a aprendizagem sobre as diferentes concepções e práticas de saúde existentes nas sociedades é importante para a formação dos profissionais de saúde?

   Gabarito: Porque contribui para a formação profissional em saúde segundo a perspectiva de incorporar à abordagem clínica os conhecimentos globais sobre o paciente. A aprendizagem de elementos conceituais da evolução do campo teórico da saúde coletiva a respeito do processo saúde-doença pode permitir aos estudantes refletir sobre as abordagens individuais em suas interações com o social.

— Leituras sugeridas

Barata RCB. Iniquidade e saúde: a determinação social do processo saúde-doença. Revista USP 2001; (51):138-45 [acesso em 24 nov 2016]. Disponível em: www.revistas.usp.br/revusp/article/viewFile/35108/37847.

Cohn A. Desenvolvimento social e impactos na saúde. In: Barata RC (Org.). Condições de vida e situação de saúde. Rio de Janeiro: ABRASCO, 1997. p. 77-95.

Helman CG. A abrangência da antropologia médica. In: Cultura, saúde e doença. 4. ed. Porto Alegre: Artmed, 2003. p. 11-23.

Leavell HR, Clark EG. Medicina preventiva. Rio de Janeiro: McGraw-Hill do Brasil, 1976.

Nunes ED. Doença como processo social. In: Canesqui AM (Org.). Ciências sociais para a saúde e o ensino médico. São Paulo: Hucitec/FAPESP, 2000. p. 217-229.

SEÇÃO V

SAÚDE DO TRABALHADOR

Saúde do trabalhador no Brasil

*Flávia Souza e Silva de Almeida e
Jefferson Benedito Pires de Freitas*

Objetivos

- Conhecer a Política Nacional de Saúde do Trabalhador em vigor no país, em especial a Rede Nacional de Atenção Integral à Saúde do Trabalhador (Renast).
- Identificar as atribuições do médico do trabalho quanto a questões de ética e sigilo médico.

Introdução

A promulgação da Constituição Federal (CF) de 1988 no Brasil estabeleceu um marco na saúde dos trabalhadores e trabalhadoras quando instituiu o Sistema Único de Saúde (SUS) e a execução das ações em saúde do trabalhador. Em seu art. 200, a CF define que ao SUS compete executar as ações de saúde do trabalhador e colaborar na proteção do meio ambiente, nele compreendido o do trabalho.

Para complementar essas ações, a Lei Orgânica da Saúde (Lei Federal nº 8.080/1990), em seu art. 6, define a saúde do trabalhador como integrante do campo de atuação do SUS, regulamentando, também, os dispositivos constitucionais sobre a saúde do trabalhador, definindo-a como um conjunto de atividades que se destina, por meio das ações de vigilância epidemiológica e vigilância sanitária, à promoção e proteção da saúde dos trabalhadores, assim como visa à recuperação e à reabilitação da saúde daqueles submetidos aos riscos e agravos advindos das condições de trabalho.

Política Nacional de Saúde do Trabalhador e da Trabalhadora

A Portaria nº 1.823, de 23 de agosto de 2012, institui a Política Nacional de Saúde do Trabalhador e da Trabalhadora, que tem como finalidade definir os princípios, as diretrizes e as estratégias a serem observados pelas três esferas de gestão do SUS – federal, estadual e municipal, para o desenvolvimento da atenção integral à saúde do trabalhador, com ênfase na vigilância. Visa à promoção e à proteção da saúde dos trabalhadores e à redução da morbimortalidade decorrente dos modelos de desenvolvimento e dos processos produtivos. Ela considera como trabalhadores homens e mulheres, independentemente de sua localização, urbana ou rural, de sua forma de inserção no mercado de trabalho, formal ou informal, de seu vínculo empregatício, público ou privado, assalariado, autônomo, avulso, temporário, cooperativados, aprendiz, estagiário, doméstico, aposentado ou desempregado. Alinha-se, assim, com o conjunto de políticas de saúde no âmbito do SUS, a saúde do trabalhador e da trabalhadora, uma vez que as ações de saúde do trabalhador devem levar em conta como determinantes do processo saúde-doença os aspectos dos mais diversos ramos de atividade do trabalho.

A Política Nacional de Saúde do Trabalhador e da Trabalhadora deverá contemplar a articulação entre:

- Ações individuais, de assistência e de recuperação dos agravos, com ações coletivas, de promoção, de prevenção, de vigilância dos ambientes, processos e atividades de trabalho, e de intervenção sobre os fatores determinantes da saúde dos trabalhadores.
- Ações de planejamento e avaliação com as práticas de saúde.
- Conhecimento técnico e os saberes, experiências e subjetividade dos trabalhadores e destes com as respectivas práticas institucionais.

Entre os objetivos da Política Nacional de Saúde do Trabalhador e da Trabalhadora está o fortalecimento da Vigilância em Saúde do Trabalhador (Visat) e a integração com os demais componentes da vigilância em saúde, por intermédio do conhecimento das atividades produtivas da população trabalhadora e das situações de risco à saúde dos trabalhadores no território. Isto permitirá a identificação das necessidades, demandas e problemas de saúde daqueles trabalhadores no território, a análise de sua situação de saúde e a intervenção nos processos e ambientes de trabalho. Além disso, a Política deverá elaborar a produção de tecnologias de intervenção, avaliação e monitoramento das ações da vigilância, o controle e a avaliação da qualidade dos serviços e programas de saúde do trabalhador, nas instituições e empresas públicas e privadas, a produção de protocolos, normas técnicas e

Embora a Política Nacional de Saúde do Trabalhador e da Trabalhadora contemple todos os trabalhadores, deve priorizar pessoas em situação de maior vulnerabilidade, como aqueles inseridos em atividades ou em relações informais e precárias de trabalho, atividades de maior risco para a saúde, submetidos a formas nocivas de discriminação, ou ao trabalho infantil, na perspectiva de superar desigualdades sociais e de saúde e de buscar a equidade na atenção.

regulamentares, e, ainda, promover a participação dos trabalhadores e suas organizações em todo esse processo (Quad. 13.1).

QUADRO 13.1 ■ Estratégia da Política Nacional de Saúde do Trabalhador e da Trabalhadora

I. Integração da Visat com as demais áreas de vigilância em saúde e com a APS. São exemplos de atividades integradas: o planejamento conjunto, com estabelecimento de prioridades comuns para atuação integrada, respeitando-se o território para análise e mapeamento de atividades produtivas e impacto ambiental; a produção conjunta de protocolos, normas técnicas e atos normativos; a unificação dos instrumentos de registro e notificação de agravos e eventos de interesse comum às áreas de vigilância; a listagem de agravos de notificação compulsória; a proposição e produção de indicadores conjuntos para monitoramento e avaliação da situação da saúde, entre outras.

II. Análise do perfil produtivo e da situação de saúde dos trabalhadores, identificando atividades produtivas e do perfil da população trabalhadora no território em conjunto com a APS e os setores da Visat, implementando rede de informações em saúde do trabalhador, definindo indicadores prioritários para análise, monitoramento e elenco de agravos relacionados ao trabalho de notificação compulsória, e realizando outros estudos que aprofundem o conhecimento dos problemas de saúde do trabalhador.

III. Estruturação da Renast no contexto da RAS em ações de saúde do trabalhador com a APS, Urgência e Emergência e Atenção Especializada (ambulatorial e hospitalar).

IV. Fortalecimento e ampliação da articulação intersetorial.

V. Estímulo à participação da comunidade, dos trabalhadores e do controle social.

VI. Desenvolvimento e capacitação de recursos humanos.

VII. Apoio ao desenvolvimento de estudos e pesquisas.

Visat, Vigilância em saúde do trabalhador; APS, Atenção Primária à Saúde; Renast, Rede Nacional de Atenção Integral à Saúde do Trabalhador; RAS, Rede de Atenção à Saúde.

Rede Nacional de Atenção Integral à Saúde do Trabalhador

A Renast tem o objetivo de disseminar ações de saúde do trabalhador, articuladas às demais redes do SUS, passando a ser a principal estratégia da organização da saúde do trabalhador no SUS. A implementação da Renast ocorre mediante a estruturação da rede de Centros de Referência em Saúde do Trabalhador (Cerest ou CRST), por meio da definição de protocolos, estabelecimento de linhas de cuidado e outros instrumentos que favoreçam a integralidade; implementação das ações de promoção e vigilância em saúde do trabalhador; instituição e indicação de serviços de saúde do trabalha-

A Portaria nº 1.679/GM do Ministério da Saúde, criada em 2002, instituiu a Renast.

Os municípios sentinela serão definidos a partir de dados epidemiológicos, previdenciários e econômicos, que indiquem fatores de risco significativos à saúde do trabalhador, oriundos de processos de trabalho em seus territórios.

dor de retaguarda, de média e alta complexidade já instalados, aqui chamados de Rede Sentinela em Saúde do Trabalhador; e caracterização de municípios sentinela em saúde do trabalhador.

Os municípios sentinelas devem desenvolver políticas de promoção da saúde, de forma a garantir o acesso do trabalhador às ações integradas de vigilância e de assistência, em todos os níveis de atenção do SUS. O Cerest tem por função dar subsídio técnico ao SUS nas ações de promoção, prevenção, vigilância, diagnóstico, tratamento e reabilitação em saúde dos trabalhadores urbanos e rurais.

Ética médica, sigilo profissional, ensino e pesquisa médica

O médico do trabalho deve primar pelo sigilo e não revelar, para o empregador ou dirigentes da empresa, informações relacionadas à saúde do trabalhador, exceto se elas colocarem em risco a saúde dele, de outros empregados ou da comunidade.

Os médicos, inclusive o médico do trabalho, devem sempre fornecer informações dos atos executados, quando solicitadas pelo paciente, como no exame médico ocupacional. Essa informação pode estar relacionada a um relatório médico para afastamento previdenciário, por exemplo, ou para outro fim.

Se houver a pretensão de realizar alguma pesquisa relacionada à saúde dos trabalhadores, o médico do trabalho deve seguir as mesmas orientações do Código de Ética Médica no que tange ao ensino e à pesquisa médica.

Considerações finais

As políticas públicas de saúde do trabalhador são importantes porque abrangem a totalidade dos trabalhadores, tanto do mercado formal como do informal, atuando em ações de vigilância à saúde (epidemiológica e sanitária), na prevenção, promoção e proteção da saúde dos trabalhadores e na reabilitação dos trabalhadores submetidos aos riscos e agravos advindos das condições de trabalho.

Saúde do trabalhador no Brasil

Atividades

1) Quanto aos objetivos da Política Nacional de Saúde do Trabalhador e da Trabalhadora, assinale V (verdadeiro) ou F (falso) e, em seguida, assinale a alternativa com a sequência correta.

( ) Fortalecer a Vigilância em Saúde do Trabalhador (Visat) e a integração com os demais componentes da vigilância em saúde.

( ) Atuar de modo independente em relação aos demais órgãos de saúde, uma vez que se trata de área específica e sem relação com as demais áreas de vigilância.

( ) Identificar as atividades produtivas da população trabalhadora e das situações de risco à saúde dos trabalhadores do território.

( ) Controlar e avaliar a qualidade dos serviços e programas de saúde dos trabalhadores de instituições e empresas públicas e privadas.

a) V – V – V – F.
b) V – F – V – V.
c) F – F – V – V.
d) F – V – V – F.

Gabarito: b

2) Assinale V (verdadeiro) ou F (falso) e, em seguida, assinale a alternativa com a sequência correta.

( ) É obrigatório solicitar autorização do trabalhador para fazer um trabalho científico com seus dados de coleta de sangue.

( ) Há exceções no Código de Ética Médica para que se possa fazer alguns testes em trabalhadores/pacientes sem que saibam, garantindo a confidencialidade da pesquisa.

( ) Todas as alterações no exame médico ocupacional feito pelo médico do trabalho, relacionadas às informações de saúde, devem ser passadas para o empregador.

a) V – V – F.
b) V – F – F.
c) V – F – V.
d) F – F – V.
e) V – V – V.

Gabarito: b

Leituras sugeridas

Ministério da Saúde (Brasil), Secretaria de Vigilância em Saúde, Departamento de Vigilância em Saúde Ambiental e Saúde do Trabalhador, Coordenação Geral de Saúde do Trabalhador. Portaria nº 1.823, de 23 de agosto de 2012. Institui a Política Nacional de Saúde do Trabalhador e da Trabalhadora. Diário Oficial da União 24 ago 2012. Seção 1.

Ministério da Saúde (Brasil). Portaria nº 2.728, de 11 de novembro de 2009. Dispõe sobre a Rede Nacional de Atenção Integral à Saúde do Trabalhador (Renast) e dá outras providências. Diário Oficial da União 12 nov 2009;Seção 1.

Conselho Federal de Medicina (Brasil). Código de Ética Médica. Resolução nº 1.931, de 17 de setembro de 2009. Diário Oficial da União 24 set 2009;Seção 1.

14
Legislação trabalhista e previdenciária

*Flávia Souza e Silva de Almeida e
João Silvestre Silva-Junior*

Objetivos

✓ Apresentar os tópicos relevantes das legislações trabalhista e previdenciária, relacionados à segurança e à saúde do trabalhador.

✓ Contextualizar a abrangência das principais normas regulamentadoras e os benefícios previdenciários relacionados aos acidentes de trabalho.

Introdução

As Normas Regulamentadoras (NR), aprovadas pela **Portaria nº 3.214**, de 8 de junho de 1978, que compõem o capítulo V da Consolidação das Leis do Trabalho (CLT), aprovadas pelo **Decreto Lei nº 5.452**, de 1º de maio de 1943, indicam as diretivas sobre segurança e saúde no trabalho no Brasil. Atualmente, são 36 normas, que regulamentam desde temas genéricos a tópicos específicos dos processos de trabalho. As empresas que possuam empregados contratados pelo regime CLT – sejam privadas ou públicas – são obrigadas a seguir essa legislação.

No Brasil, o Instituto Nacional do Seguro Social (INSS) tem a missão de garantir o direito à Previdência Social, que é definida como um seguro social cuja função é reconhecer e conceder direitos aos segurados e suas contribuições destinam-se ao custeio de despesas por vários benefícios. Entre eles, a compensação pela perda de renda quando o trabalhador se encontra impedido de trabalhar por motivo de doença, invalidez, idade avançada, morte, desemprego involuntário, maternidade ou reclusão.

O **Decreto nº 3.048**, de 6 de maio de 1999, aprovou o Regulamento da Previdência Social e a **Lei nº 8.213**, de 24 de julho de 1991, dispõe sobre os Planos de Benefícios da Previdência Social e dá outras providências.

Normas Regulamentadoras trabalhistas

> O dimensionamento do SESMT dependerá do grau do risco à saúde e segurança da atividade principal e do número total de empregados do estabelecimento.

A NR nº 4 determina a existência dos **Serviços Especializados em Engenharia de Segurança e em Medicina do Trabalho (SESMT)**. Esses serviços têm a finalidade de promover a saúde e proteger a integridade do trabalhador no local de trabalho. A equipe do SESMT pode ser composta por médico do trabalho, engenheiro de segurança do trabalho, técnico de segurança do trabalho, enfermeiro do trabalho e auxiliar ou técnico em enfermagem do trabalho.

Compete aos profissionais integrantes do SESMT:

- reduzir até eliminar os riscos ocupacionais existentes à saúde do trabalhador;
- determinar medidas de proteção à saúde dos trabalhadores;
- promover a realização de atividades de conscientização, educação e orientação dos trabalhadores e empregadores para a prevenção de acidentes do trabalho e doenças ocupacionais, tanto por meio de campanhas como de programas de duração permanente.

A NR nº 5 dispõe sobre a formação da **Comissão Interna de Prevenção de Acidentes (CIPA)**, que tem como objetivo a prevenção de acidentes e doenças decorrentes do trabalho, de modo a tornar compatível permanentemente o trabalho com a preservação da vida e a promoção da saúde do trabalhador. A CIPA será composta de representantes do empregador e dos empregados, de acordo com o dimensionamento previsto em lei. Os representantes dos empregadores são designados e os representantes dos empregados são eleitos em votação secreta, independentemente de filiação sindical.

A NR nº 9 institui o **Programa de Prevenção de Riscos Ambientais (PPRA)**, que estabelece a obrigatoriedade da elaboração e implantação, por parte de todos os empregadores, de ações visando à preservação da saúde e da integridade dos trabalhadores. Para funcionar como programa, as seguintes etapas devem ser contempladas:

- antecipação e reconhecimento dos riscos;
- estabelecimento de prioridades e metas de avaliação e controle;
- avaliação dos riscos e da exposição dos trabalhadores;
- implantação de medidas de controle e avaliação de sua eficácia;
- monitoramento da exposição aos riscos;
- registro e divulgação dos dados.

> Consideram-se riscos ambientais os agentes físicos, químicos e biológicos existentes nos ambientes de trabalho que, em função de sua natureza, concentração ou intensidade e tempo de exposição, são capazes de causar danos à saúde do trabalhador.

Os agentes físicos, como riscos ambientais, são diversas formas de energia, como ruído, vibrações, pressões anormais, temperaturas extremas, radiações ionizantes ou não ionizantes. Já os agentes químicos são as substâncias, compostos ou produtos que possam penetrar no organismo pela via respiratória, nas formas de poeiras, fumos, névoas, neblinas, gases ou vapores, ou absorvidos pelo organismo através da pele ou por ingestão. Os agentes biológicos são bactérias, fungos, bacilos, parasitas, protozoários, vírus, entre outros, passíveis de contaminação durante o trabalho.

O estudo, desenvolvimento e implantação de medidas de proteção coletiva aos riscos ocupacionais deverão obedecer a uma hierarquia:

1) Eliminar ou reduzir a utilização ou a formação de agentes prejudiciais à saúde.

2) Prevenir a liberação ou disseminação desses agentes no ambiente de trabalho, ou reduzir os níveis de liberação ou concentração dos agentes no ambiente de trabalho.

Essas medidas deverão ser acompanhadas pelo treinamento dos trabalhadores quanto aos procedimentos que assegurem a sua eficiência e de informação sobre as eventuais limitações de proteção que ofereçam.

Quando comprovada a inviabilidade técnica ou ineficácia da adoção de medidas de proteção coletiva, deverão ser adotadas outras medidas, como ações de caráter administrativo ou de organização do trabalho, e, em último caso, o fornecimento de equipamento de proteção individual (EPI).

Além dos riscos ocupacionais acima descritos, devem ser avaliados os aspectos da ergonomia física, organizacional e cognitiva, os fatores psicossociais do trabalho e os riscos mecânicos ou de acidentes.

A NR nº 7 estabelece o **Programa de Controle Médico de Saúde Ocupacional (PCMSO)**, que dispõe sobre a obrigatoriedade de sua implantação por parte dos empregadores, e têm o objetivo de promover e preservar a saúde do conjunto dos trabalhadores.

O PCMSO deverá prever a análise de questões incidentes sobre o indivíduo e a coletividade de trabalhadores, privilegiando o instrumental clínico-epidemiológico na abordagem da relação entre sua saúde e o trabalho. O enfoque do programa deverá ser essencialmente preventivo.

O exame médico admissional deverá ser realizado antes que o trabalhador assuma suas atividades, para avaliação da aptidão para o desempenho da função para a qual está sendo contratado. O exame médico periódico deverá ser repetido em frequência determinada pelo coordenador do PCMSO, com o objetivo de monitorar o estado de saúde do trabalhador exposto ao ambiente/às condições de trabalho. O exame médico de retorno ao trabalho

> O PCMSO deve incluir a realização obrigatória dos exames médicos ocupacionais, com avaliação clínica, abrangendo anamnese ocupacional e exame físico e mental, e análise de exames complementares específicos.

deverá ser realizado obrigatoriamente no primeiro dia da volta ao trabalho de trabalhador ausente por período igual ou superior a 30 dias, por motivo de doença ou acidente de qualquer natureza ou por parto. O exame médico de mudança de função será obrigatoriamente realizado antes da data da mudança, para análise da aptidão para o desempenho de novas atribuições. Já o exame médico demissional será obrigatoriamente realizado antes de o trabalhador desvincular-se da empresa.

Para cada exame médico realizado, o médico responsável pela avaliação emitirá um Atestado de Saúde Ocupacional (ASO), informando a aptidão ou inaptidão do trabalhador para o exercício de determinada função, em determinado setor, sob exposição ou não a riscos ocupacionais específicos.

Nexos previdenciários

O critério administrativo para a caracterização da espécie acidentária do benefício é determinado pela aplicação do nexo técnico previdenciário, que pode ser de três tipos:

1) quando o adoecimento é decorrente de situação comprovada de acidente de trabalho ou agravos que estão relacionados diretamente a condições especiais na qual o trabalho é realizado (**nexo individual**);

2) se houver exposição ocupacional a um agente/fator de risco para a doença que justificou o benefício (**nexo profissional**);

3) se houver relação estatística entre a doença (motivadora da incapacidade) e o setor de atividade econômica do trabalhador (**nexo epidemiológico**).

O segurado, ao passar pela perícia, será avaliado, e o perito médico do INSS para qualquer uma das possibilidades de nexo técnico previdenciário pode exercer sua autonomia decisória e negar a caracterização acidentária (como acidente de trabalho). Para essas situações, a legislação instituiu que o ônus da prova é da empresa, pois cabe a ela demonstrar à perícia que não há fatores de risco no trabalho para o agravo que gerou o afastamento.

O Decreto nº 6.042, de 12 de fevereiro de 2007, altera o Regulamento da Previdência Social, aprovado pelo Decreto nº 3.048, de 6 de maio de 1999, disciplina a aplicação, acompanhamento e avaliação do Fator Acidentário de Prevenção (FAP) e do Nexo Técnico Epidemiológico, e dá outras providências.

Auxílio-doença

Trata-se de um benefício temporário oferecido aos segurados que comprovem aos peritos médicos do INSS a incapacidade laborativa, ou seja, a "impossibilidade de desempenho das funções específicas de uma atividade ou ocupação, em consequência de alterações morfo-psico-fisiológicas provocadas por doenças ou acidentes".

No Brasil, cabe ao empregador privado manter o pagamento integral do salário ao funcionário adoecido ou acidentado e ausente do trabalho por até 15 dias. Caso seja necessário um afastamento superior a esse prazo, o trabalhador deverá ser encaminhado ao INSS para solicitação de benefício auxílio-doença.

Reabilitação profissional

A reabilitação profissional é um serviço prestado pelo INSS, que tem o objetivo de oferecer aos segurados incapacitados para o trabalho os meios de reeducação ou readaptação profissional, objetivando o seu retorno ao mercado de trabalho. O programa busca desenvolver no trabalhador suas potencialidades e promove qualificação profissional, preparando-o para o desempenho de outras funções laborativas em virtude de restrições decorrentes de doença ou acidente.

Auxílio-acidente

O auxílio-acidente é um benefício que será concedido como uma indenização ao segurado que tenha sofrido acidente de qualquer natureza e do qual resultar sequela que implique redução da capacidade para o trabalho que habitualmente exercia. Ele é concedido após a cessação de benefício de auxílio-doença, e é vigente até a aposentadoria do segurado.

Aposentadoria especial e por invalidez

A aposentadoria especial será devida ao segurado que tiver trabalhado sujeito a condições especiais que prejudiquem a saúde ou a integridade física, durante 15, 20 ou 25 anos, por exposição isolada ou concomitante a agentes físicos, químicos e/ou biológicos.

Já a aposentadoria por invalidez é concedida caso a incapacidade laborativa seja reconhecida como total, permanente e insusceptível de exercer qualquer atividade profissional no mercado de trabalho.

A pensão por morte é concedida aos dependentes do segurado falecido.

Considerações finais

Para os profissionais de saúde, é importante o conhecimento das questões que tangem à regulamentação legal trabalhista e previdenciária no campo da segurança e saúde do trabalhador, para que possam orientar seus pacientes na busca por seus direitos sociais.

▬ Atividades

1) No exercício das suas atividades profissionais, o médico do trabalho responsável pela saúde e segurança dos trabalhadores de um hospital de grande de porte deverá indicar suas ações voltadas para a promoção da saúde dos trabalhadores e a prevenção de doenças ocupacionais no documento chamado:
   a) Perfil Profissiográfico Previdenciário (PPP).
   b) Programa de Prevenção de Riscos Ambientais (PPRA).
   c) Política Nacional de Segurança e Saúde no Trabalho (PNSST).
   d) Programa de Controle Médico de Saúde Ocupacional (PCMSO).
   e) Programa Trabalho Seguro (PTS).

   Gabarito: d

2) Um trabalhador que sofra trauma de membro superior direito no exercício das suas atividades laborais, por conseguinte necessitando de repouso para recuperação clínica e reabilitação motora por prazo superior a 60 dias, faz jus ao benefício previdenciário:
   a) aposentadoria por invalidez.
   b) auxílio-doença acidentário.
   c) auxílio-doença previdenciário.
   d) aposentadoria por tempo de contribuição.
   e) auxílio-acidente.

   Gabarito: b

▬ Leituras sugeridas

Federação das Indústrias do Estado de São Paulo (FIESP). Cartilha Segurança e Medicina do Trabalho. São Paulo: FIESP, 2011.

Federação das Indústrias do Estado de São Paulo (FIESP). FAP-RAT-NTEP: Efeitos na gestão empresarial. São Paulo: FIESP, 2015.

Instituto Nacional do Seguro Social (INSS). Manual de acidente de trabalho. Brasília: INSS, 2016.

Acidentes de trabalho – definição, tipos, consequências e indicadores

*Flávia Souza e Silva de Almeida e
Jefferson Benedito Pires de Freitas*

 Objetivos

- ✓ Apresentar as definições de acidentes e doenças relacionadas ao trabalho, suas classificações, como realizar seu registro, quais suas consequências e as legislações relacionadas.
- ✓ Contextualizar as tendências de acidentes do trabalho no Brasil e possíveis fatores que interferem nelas.

Introdução

Os acidentes de trabalho são um problema de saúde pública em todo o mundo, por serem potencialmente fatais, incapacitantes e acometerem principalmente pessoas jovens e em idade produtiva, o que acarreta grandes impactos na produtividade e na economia, além de sofrimento para a sociedade. Por serem potencialmente evitáveis, podem expressar negligência e injustiça social. Os seus custos diretos estão relacionados com despesas médicas, como tratamento e reabilitação, e algumas não médicas, como transporte. Já os custos indiretos são representados pela perda da produtividade e da produção, indenização e compensações salariais. No Brasil o custo direto recai sobre a Previdência Social que, por meio do Instituto Nacional de Seguro Social (INSS), tem a missão de garantir o direito à Previdência Social.

O Anuário Estatístico da Previdência Social de 2008 relata que 2,8% de todas as despesas do INSS se referem aos benefícios por acidentes de trabalho, perfazendo um montante de 6,3 bilhões de reais (Tab. 15.1).

TABELA 15.1 ■ Valor das despesas do INSS por tipo de benefício no ano de 2008

Benefício	Despesa em 2008	Percentual em relação ao total de despesas
Aposentadoria por invalidez – acidente de trabalho	1.628.130.000	0,74
Auxílio-doença – acidente de trabalho	1.676.209.000	0,76
Auxílio – acidente de trabalho	1.455.069.000	0,66
Auxílio-suplementar – acidente de trabalho	307.823.000	0,14
Pensões acidentárias	1.214.083.000	0,55
Despesas relacionadas aos acidentes de trabalho	6.281.314.000	2,84
DESPESA TOTAL INSS	221.279.993.000	---

*Fonte:*Anuário Estatístico da Previdência Social de 2008.

Mesmo em países com importantes avanços no campo da prevenção de acidentes de trabalho, os custos raramente são contabilizados. Estima-se que 4% do Produto Interno Bruto (PIB) sejam perdidos por doenças e agravos ocupacionais, o que pode aumentar para 10% nos países em desenvolvimento. ■

Conceitos fundamentais

Os **acidentes de trabalho** são eventos ocorridos pelo exercício do trabalho a serviço da empresa, com o trabalhador empregado, o trabalhador avulso, o médico residente, bem como o segurado especial no exercício de suas atividades, provocando lesão corporal ou perturbação funcional que cause a morte, a perda ou redução, temporária ou permanente, da capacidade para o trabalho.

Também são identificados como acidentes de trabalho:

- doenças profissionais e relacionadas ao trabalho;
- acidentes vinculados ao trabalho;
- acidentes ocorridos no local de trabalho, decorrentes de atos intencionais ou não, de terceiros ou de companheiros do trabalho;
- casos fortuitos ou decorrentes de força maior;
- doenças provenientes de contaminação acidental no exercício da atividade;
- acidentes de trajeto.

Os acidentes de trabalho podem ser classificados em:

- **Acidentes típicos** – ocorridos no local de trabalho, que determina lesões associadas às atividades de trabalho desenvolvidas.

Acidentes de trabalho – definição, tipos, consequências e indicadores · 125

- **Acidentes de trajeto** – ocorridos entre o percurso de casa para o trabalho e vice-versa, incluindo o horário de refeição.

- **Doenças profissionais** – são as doenças produzidas ou desencadeadas pelo exercício do trabalho peculiar a determinada atividade. São doenças causadas por agentes químicos, físicos ou biológicos.

- **Doenças do trabalho** – são as doenças adquiridas ou desencadeadas em função de condições especiais em que o trabalho é realizado e que com ele se relacionam diretamente, desde que constantes no anexo II do Regulamento da Previdência Social. Um exemplo são as lesões por esforço repetitivo/distúrbios osteomusculares relacionados ao trabalho (LER/DORT).

Nas doenças profissionais, o trabalho é uma causa necessária. O anexo II do Regulamento da Previdência Social, aprovado pelo Decreto nº 3.048, de 6 de maio de 1999, descreve a relação dessas doenças.

Além da classificação da legislação previdenciária, você deve estar ciente da existência de uma outra classificação para as doenças relacionadas ao trabalho, a classificação de Schilling (Quad. 15.1).

QUADRO 15.1 ■ Classificação de Schilling

Grupo I	Doenças em que o trabalho é causa necessária, tipificadas pelas "doenças profissionais", *strictu sensu*, e pelas intoxicações profissionais agudas. Exemplo: silicose e intoxicação por chumbo.
Grupo II	Doenças em que o trabalho pode ser um fator de risco, contributivo, mas não necessário, exemplificadas por todas as doenças "comuns", mais frequentes ou mais precoces em determinados grupos ocupacionais, e que, portanto, o nexo causal é de natureza eminentemente epidemiológica. Exemplo: a hipertensão arterial e as neoplasias malignas (cânceres), em determinados grupos ocupacionais ou profissões, e as doenças osteomusculares.
Grupo III	Doenças em que o trabalho é provocador de um distúrbio latente ou agravador de doença já estabelecida ou preexistente, ou seja, com causa. Exemplo: doenças alérgicas de pele e respiratórias (em trabalhadores com antecedente alérgico) e distúrbios mentais, em determinados grupos ocupacionais ou profissões.

Contexto atual de acidentes e doenças relacionadas ao trabalho no Brasil

No ano de 2015, segundo o Código Internacional de Doenças (CID-10), os principais motivos de benefícios de auxílio-doença por acidente de trabalho são, em ordem decrescente: lesões, envenenamento e algumas outras consequências de causas externas (S00-T98), doenças do sistema osteomuscular e do tecido conjuntivo (M00-M99) e transtornos mentais e comportamentais (F00-F99).

A incidência de acidentes de trabalho (considerando os típicos e de trajeto) no Brasil tem declinado de forma significativa nas últimas décadas, de acordo com a revisão dos trabalhos relacionados a acidentes de trabalho, nos períodos entre 1998 e 2008, e também em períodos anteriores. No entanto, essa incidência continua alta em comparação com outros países, expressando a manutenção da precariedade das condições de trabalho e a baixa efetividade da regulamentação dos ambientes de trabalho. As diferenças entre os países não são apenas resultado de aspectos individuais dos trabalhadores, mas também estão relacionadas às políticas de proteção do trabalhador, tanto na sua formulação e organização como na efetivação de suas variadas dimensões, sejam técnicas, econômicas, sociais, culturais ou políticas.

Os fatores identificados como contribuintes para essa tendência de decréscimo de acidentes de trabalho no Brasil foram a flexibilização e a desregulamentação das formas de contratação do empregado, como a terceirização. Também pode ter ocorrido maior investimento em segurança e saúde do trabalhador, mas existem poucos estudos que avaliam os programas de saúde ocupacional e, além de raros, enfocam desfechos ou programas específicos de intervenção sobre agentes de risco ou enfermidades e agravos isolados e, em geral, apresentam problemas metodológicos.

> Embora tenha sido observada uma redução na incidência, a elevação do número de acidentes de trabalho, no período de 1998 a 2008, indica que pode não ter ocorrido efetiva redução de riscos nas empresas decorrente da melhora das condições de trabalho.

Ressalta-se que, apesar da taxa de incidência de acidentes de trabalho (TIAT) ter declinado, o número de casos aumentou no Brasil neste período, pois foi observado um aumento do número de segurados pelo INSS, justificado pelo aumento da formalidade do trabalho a partir de 2002.

Quando consideramos somente os acidentes de trabalho típicos, é possível observar a mesma tendência da taxa de incidência de todos os acidentes de trabalho, pois esse tipo de acidente é o que contribui para o padrão da tendência de acidentes de trabalho no Brasil. No entanto, nesse mesmo período, o número de casos de acidentes de trabalho típicos aumentou, mostrando que ainda é relevante para o adoecimento dos trabalhadores.

Além disso, se avaliamos separadamente os acidentes de trabalho de trajeto, notamos um aumento tanto na sua taxa de incidência como no seu número absoluto. Isso pode refletir a violência e o crescimento urbano que passaram a atingir os trabalhadores, principalmente nos grandes centros urbanos. Entre os fatores que podem ter contribuído para o aumento do número de acidentes de trajeto no Brasil, destaca-se o aumento do número de veículos por 100 habitantes, que passou de 17,4 em 2000 para 28,5 em 2008. Esse achado também é corroborado pelo aumento do número de vítimas fatais em acidentes de transportes terrestres: de 11,8 para 17,8 por 100.000 habitantes no mesmo período. Além disso, pode-se destacar a introdução da motocicleta como meio de transporte para o trabalho, por sua rapidez e economia, e o aumento do número de acidentes nessa modalidade de 1980 a 2003, e especialmente a partir de 1995.

Apesar de termos observado decréscimo na taxa de mortalidade por acidentes de trabalho no Brasil, ela ainda se mantém elevada em relação a outros países. Em 2001, a taxa de mortalidade registrada no país era de 17,7, enquanto na Coreia era de 12,8, nos Estados Unidos de 3,521 e, na Espanha, em 2002, de 6,122 (todos os coeficientes expressos por 100.000 trabalhadores).

A variação percentual anual nas taxas de mortalidade por acidente de trabalho no Brasil foi de -8,28% no período de 1998 a 2008. Outros países apresentaram declínio menor, como: Itália (-3,4% ao ano – 1951-1998), Espanha (-4,3% ao ano – 1992-2002), Coreia do Sul (-5,0% ao ano - 1998-2001) e Estados Unidos (-2,0% ao ano – 1998-2001). O menor declínio nesses países deve-se possivelmente ao fato de já terem menores taxas de mortalidade por acidente de trabalho, ou seja, os números encontram-se praticamente já estabilizados.

Não houve alteração significativa para a tendência da taxa de incidência de Doenças Relacionadas ao Trabalho (DRT) no Brasil no período referido de 1998 a 2008. No entanto, a tendência da taxa de incidência e o número de casos de DRT tiveram alterações relacionadas às políticas do INSS. Podemos identificar também uma falha no registro e no nexo causal com o trabalho pelo baixo número de casos de DRT.

Registro de acidentes de trabalho

Segundo as recomendações da legislação brasileira, os acidentes de trabalho são registrados por meio da emissão da Comunicação de Acidente de Trabalho (CAT). Todos os tipos de acidentes de trabalho, inclusive as doenças do trabalho e profissionais, devem ser notificados pela CAT. No entanto, uma limitação da CAT é a sua abrangência, restrita somente aos trabalhadores segurados, excluindo os funcionários públicos estatutários, trabalhadores do segmento informal, autônomos e empregados domésticos, não revelando a real extensão e gravidade dos acidentes de trabalho e seu impacto sobre a saúde pública.

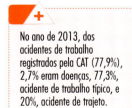

No ano de 2013, dos acidentes de trabalho registrados pela CAT (77,9%), 2,7% eram doenças, 77,3%, acidente de trabalho típico, e 20%, acidente de trajeto.

Os acidentes de trabalho são de notificação compulsória, sendo assim, também devem ser notificados pelo Sistema de Informação de Agravos de Notificação (Sinan). Os tipos de acidente de trabalho e a periodicidade segundo a qual devem ser notificados pelo Sinan são:

- acidente de trabalho com exposição a material biológico – semanalmente;

- acidente de trabalho grave, fatal e em crianças e adolescentes – imediata;
- acidente por animal peçonhento – imediata;
- intoxicação exógena (por substâncias químicas, incluindo agrotóxicos, gases tóxicos e metais pesados) – semanalmente.

Também encontramos as DRT que estão na lista nacional de doenças e agravos, a serem monitoradas por meio da estratégia de vigilância em unidades sentinelas e suas diretrizes. Na Vigilância em Saúde do Trabalhador, temos:

- câncer relacionado ao trabalho;
- dermatoses ocupacionais;
- LER/DORT;
- perda auditiva induzida por ruído (PAIR) relacionada ao trabalho;
- pneumoconioses relacionadas ao trabalho;
- transtornos mentais relacionados ao trabalho.

As Portarias nº 204 e 205, de 17 de fevereiro de 2016, definem a Lista Nacional De Notificação Compulsórias de doenças e agravos nos serviços público e privados e sobre as estratégias de vigilância, respectivamente.

Sendo assim, nesses casos, além da CAT, deve ser feita a notificação pelo Sinan – lembrando que, ao contrário da CAT, o Sinan não depende do tipo de vínculo empregatício, pois deve ser feito para todos os trabalhadores. Apesar de abranger todos os trabalhadores, ainda é pequeno o registro de agravos relacionados ao trabalho por essa via e os dados da Previdência Social continuam sendo o melhor registro deles.

Consequências dos acidentes e doenças relacionados ao trabalho

Os acidentes de trabalho são classificados, segundo sua consequência, em:

- **Simples assistência médica** – após acidente de trabalho, teve atendimento médico, mas não houve afastamento, teve pronta recuperação para o exercício da atividade laborativa.
- **Incapacidade com afastamento inferior a 15 dias** – após acidente de trabalho, teve incapacidade temporária, com a interrupção do exercício laboral durante o período de tratamento inferior ou igual a 15 dias, com a cobertura financeira (remuneração salarial) desse período sob responsabilidade do empregador.
- **Incapacidade com afastamento superior a 15 dias** – após acidente de trabalho, teve incapacidade temporária, com a interrupção do exercício laboral durante o período de tratamento superior a

15 dias, gerando direito ao recebimento de benefício acidentário pago pelo INSS.

- **Incapacidade permanente** – após acidente de trabalho, teve incapacidade permanente para o exercício laboral. Ela pode ser: parcial, quando após o devido tratamento há impossibilidade de desempenho da atividade que exercia à época do acidente, mas pode desempenhar outra atividade, após processo de reabilitação profissional; e total, quando após o devido tratamento há impossibilidade total para o exercício de qualquer atividade laborativa, gerando uma aposentadoria por invalidez.

- **Óbito** – é o falecimento ocorrido em função do acidente do trabalho durante o exercício laboral.

Segundo o Anuário Estatístico da Previdência Social, as consequências dos acidentes de trabalho no ano de 2013 foram: 14,8% assistência médica, 46% afastamento menor que 15 dias, 36,8% afastamentos por mais de 15 dias, 2% incapacidade permanente e 0,4% óbito.

Considerações finais

A ocorrência de acidentes e DRT no Brasil mostram a necessidade de políticas públicas direcionadas à saúde do trabalhador, pois, apesar de as taxas de incidência e mortalidade por acidentes de trabalho estarem em declínio, o número de casos ainda é elevado. É preciso, também, reafirmar a importância do aperfeiçoamento do registro de acidentes de trabalho, independentemente da forma do vínculo empregatício. Devem ser promovidas ações para a redução do número de casos, ou seja, investimentos em segurança e saúde dos trabalhadores.

▬ Atividades

1) A tendência da taxa de incidência de acidentes de trabalho (TIAT) típicos no Brasil no período de 1998 a 2008 declinou, enquanto nesse mesmo período a TIAT de trajeto aumentou. Cite pelo menos dois fatores que possam ter influenciado a diminuição da TIAT típico e pelo menos um que possa ter influenciado o aumento da TIAT de trajeto.

Gabarito: Declínio da TIAT típicos: melhora das condições de trabalho; transferência da mão de obra do setor secundário para o terciário; terceirização. Aumento da TIAT de trajeto: maior acesso a veículos automotivos da população; aumento de acidentes com meios de transporte; uso da moto como meio de veículo para o trabalho, por ser rápido e barato.

2) Classifique os casos / as doenças a seguir e assinale a alternativa correta.
   1) Doença profissional.
   2) Doença relacionada ao trabalho (DRT).
   3) Acidente de trabalho típico.
   4) Acidente de trabalho de trajeto.

   ( ) Silicose em trabalhador que realiza jateamento.
   ( ) Síndrome do túnel do carpo em digitador.
   ( ) Amputação de falange distal de 4 dedos da mão direita em prensista, ao realizar sua atividade de trabalho.
   ( ) Fratura de tornozelo direito ao cair no vão do metrô a caminho do trabalho.
   ( ) Tendinopatia de supraespinhoso em montador que realiza movimentos com membros superiores acima da linha do ombro.
   ( ) Fratura de antebraço esquerdo em motorista ao realizar atividade de entrega de mercadorias de uma empresa.
   ( ) Intoxicação por chumbo em fundidor.
   ( ) Fratura de antebraço direito em acidente de moto de motoboy no final da jornada, ao retornar à sua residência.
   ( ) Intoxicação pelo mercúrio em trabalhador de indústria de lâmpada fluorescente.
   ( ) Asma ocupacional em uma auxiliar de limpeza.

   a) 1-2-3-4-2-3-1-4-1-2.
   b) 3-1-2-3-1-3-2-4-3-1.
   c) 1-2-3-4-3-1-4-2-1-2.
   d) 2-1-3-3-2-4-1-3-2-1.

   Gabarito: a

Leituras sugeridas

Almeida FSS, Morrone LC, Ribeiro KB. Tendências na incidência e mortalidade por acidentes de trabalho no Brasil, 1998 a 2008. Cad. de Saúde Púb. 2014;30(9):1957-64.

Instituto Nacional do Seguro Social (INSS). Manual de Acidente de Trabalho. Brasília: Instituto Nacional do Seguro Social, 2016.

Principais doenças relacionadas ao trabalho

Flávia Souza e Silva de Almeida, Jefferson Benedito Pires de Freitas, João Silvestre Silva-Junior, José Tarcísio Penteado Buschinelli, Osmar Mesquita de Souza Neto e Rozana Lazzarini

Objetivos
- Abordar as principais doenças relacionadas ao trabalho que podem ser encontradas no dia a dia da clínica.
- Capacitar o profissional médico a investigar que a doença (ou agravo) pode estar relacionada com a atividade laboral do indivíduo avaliado.

Introdução

Neste capítulo, você verá as principais doenças relacionadas ao trabalho, que compreendem desde aquelas relacionadas à organização do trabalho (as mais prevalentes em nosso meio), como as doenças osteomusculares e os transtornos mentais, até aquelas que englobam os diversos aparelhos representados pelas doenças pulmonares ocupacionais, as dermatoses ocupacionais, as doenças decorrentes de intoxicações por metais pesados, solventes orgânicos e praguicidas e as doenças provocadas por agentes físicos (como o ruído). Pretendemos, assim, proporcionar o conhecimento dos principais ramos de atividade e ocupação de risco para os trabalhadores expostos a tais situações.

Lesões por esforços repetitivos/doenças osteomusculares relacionadas ao trabalho

As **lesões por esforços repetitivos (LER)** ou **doenças osteo-musculares relacionadas ao trabalho (DORT)** são alterações musculoesqueléticas do pescoço, dorso e membros superiores, cujas causas estão relacionadas à realização de atividades ocupacionais e às condições de trabalho. O Instituto Nacional do Seguro Social (INSS) do Ministério da Previdência Social, na **Instrução Normativa nº 98**, de 5 de dezembro de 2003, conceitua as LER/DORT:

> [...] entende-se LER/DORT como uma síndrome relacionada ao trabalho, caracterizada pela ocorrência de vários sintomas concomitantes ou não, tais como: dor, parestesia, sensação de peso, fadiga, de aparecimento insidioso, geralmente nos membros superiores, mas podendo acometer membros inferiores. Entidades neuro-ortopédicas definidas como tenossinovites, sinovites, compressões de nervos periféricos, síndromes miofaciais, que podem ser identificadas ou não. Frequentemente são causa de incapacidade laboral temporária ou permanente. São resultados da combinação da sobrecarga das estruturas anatômicas do sistema osteomuscular com a falta de tempo para sua recuperação. A sobrecarga pode ocorrer seja pela utilização excessiva de determinados grupos musculares em movimentos repetitivos com ou sem exigência de esforço localizado, seja pela permanência de segmentos do corpo em determinadas posições por tempo prolongado, particularmente quando essas posições exigem esforço ou resistência das estruturas musculoesqueléticas contra a gravidade. A necessidade de concentração e atenção do trabalhador para realizar suas atividades e a tensão imposta pela organização do trabalho são fatores que interferem de forma significativa para a ocorrência das LER/DORT [...];

As LER/DORT são hoje as principais doenças relacionadas ao trabalho (DRT) (Quad. 16.1), representando mais de 70% das doenças relacionadas ao trabalho notificadas à Previdência Social.

QUADRO 16.1 ■ Principais agravos relacionados às LER/DORT

Lesões	Causas ocupacionais	Exemplos	Alguns diagnósticos diferenciais
Bursite do cotovelo (olecraniana)	Compressão do cotovelo contra superfícies duras	Apoiar o cotovelo em mesas	Gota, contusão e artrite reumatoide
Contratura de fáscia palmar	Compressão palmar associada à vibração	Operar compressores pneumáticos	Heredofamiliar (contratura de Dupuytren)
Dedo em gatilho	Compressão palmar associada à realização de força	Apertar alicates e tesouras	Diabetes, artrite reumatoide, mixedema, amiloidose

(continua)

QUADRO 16.1 ■ Principais agravos relacionados às LER/DORT (*continuação*)

Lesões	Causas ocupacionais	Exemplos	Alguns diagnósticos diferenciais
Epicondilites do cotovelo	Movimentos com esforços estáticos e preensão prolongada de objetos, principalmente com o punho estabilizado em flexão dorsal e nas pronossupinações com utilização de força	Apertar parafusos, desencapar fios, tricotar, operar motosserra	Doenças reumáticas e metabólicas, hanseníase, neuropatias periféricas, contusão, traumas
Síndrome do canal cubital	Flexão extrema do cotovelo com ombro abduzido, vibrações	Apoiar cotovelo ou antebraço em mesa	Epicondilite medial, sequela de fratura, bursite olecraniana forma T de hanseníase
Síndrome do canal de Guyon	Compressão da borda ulnar do punho	Carimbar	Cistos sinoviais, tumores do nervo ulnar, tromboses da artéria ulnar, trauma, artrite reumatoide etc.
Síndrome do desfiladeiro torácico	Compressão sobre o ombro, flexão lateral do pescoço, elevação do braço	Fazer trabalho manual sobre veículos, trocar lâmpadas, pintar paredes, lavar vidraças, apoiar telefones entre o ombro e a cabeça	Cervicobraquialgia, síndrome da costela cervical, síndrome da primeira costela, síndromes metabólicas, artrite reumatoide e rotura do supraespinhoso
Síndrome do interósseo anterior	Compressão da metade distal do antebraço	Carregar objetos pesados apoiados no antebraço	
Síndrome do pronador redondo	Esforço manual do antebraço em pronação	Carregar pesos, praticar musculação, apertar parafusos	Síndrome do túnel do carpo
Síndrome do túnel do carpo	Movimentos repetitivos de flexão, mas também extensão com o punho, principalmente se acompanhados por realização de força	Digitar, fazer montagens industriais, empacotar	Menopausa, trauma, tendinite da gravidez (particularmente se bilateral), lipomas, artrite reumatoide, diabetes, amiloidose, obesidade, neurofibromas, insuficiência renal, lúpus eritematoso, condrocalcinose do punho
Tendinite da porção longa do bíceps	Manutenção do antebraço supinado e fletido sobre o braço ou do membro superior em abdução	Carregar pesos	Artropatia metabólica e endócrina, artrites, osteofitose da goteira bicipital, artrose acromioclavicular e radiculopatias C5-C6
Tendinite do supraespinhoso	Elevação com abdução dos ombros associada à elevação de força	Carregar pesos sobre o ombro	Bursite, traumatismo, artropatias diversas, doenças metabólicas

(*continua*)

QUADRO 16.1 ■ Principais agravos relacionados às LER/DORT (*continuação*)

Lesões	Causas ocupacionais	Exemplos	Alguns diagnósticos diferenciais
Tenossinovite de De Quervain	Estabilização do polegar em pinça seguida de rotação ou desvio ulnar do carpo, principalmente se acompanhado de força	Apertar botão com o polegar	Doenças reumáticas, tendinite da gravidez (particularmente bilateral), estiloidite do rádio
Tenossinovite dos extensores dos dedos	Fixação antigravitacional do punho, movimentos repetitivos de flexão e extensão dos dedos	Digitar, operar mouse	Artrite reumatoide, gonocócica, osteoartrose e distrofia simpático–reflexa (síndrome ombro–mão)

Saúde mental e trabalho

Mudanças no perfil epidemiológico do adoecimento de trabalhadores no Brasil e no mundo estão relacionadas a situações nas quais o processo de adaptação humana não tem acompanhado o ritmo imposto pelas necessidades das organizações.

O trabalho faz parte do processo de integração social dos indivíduos. A experiência de trabalhar tem importância fundamental na constituição da subjetividade individual e interfere diretamente nos modos de vida e, portanto, tanto na saúde física como na saúde mental das pessoas.

Atualmente, os transtornos mentais e comportamentais estão entre os agravos à saúde mais prevalentes entre os trabalhadores. Por serem quadros de seguimento crônico, causam repercussão sobre a capacidade global ao longo do curso da vida. Do ponto de vista epidemiológico, os quadros mentais são o terceiro principal motivo de pagamento de benefícios previdenciários por incapacidade laborativa no Brasil.

O adoecimento mental relacionado ao trabalho depende de exposição a fatores de risco ambientais ou organizacionais. Agentes químicos (como mercúrio, chumbo e manganês, entre outros) podem levar a neurointoxicações ocupacionais que cursam com alterações de personalidade e humor. Um ambiente psicossocial desfavorável também pode causar repercussões negativas no campo psicossomático, por sobrecarga física e mental decorrente dos estressores ocupacionais. Entre as doenças mentais, os transtornos depressivos têm uma repercussão importante sobre o mundo do trabalho.

A Organização Mundial da Saúde (OMS) estima que até 2020 a depressão se torne a principal causa de perdas de dia de trabalho ao redor do mundo.

Os quadros de transtornos de ansiedade podem ter relação com sobrecarga qualiquantitativa em um ritmo de trabalho penoso. Assim, ao longo do tempo, ocorre uma falta de adaptação do trabalhador a tais condições estressoras laborativas, que podem gerar episódios de síndrome do pânico.

Diagnósticos de resposta aguda ao estresse se apresentam como o principal motivo de notificação de doença mental relacionada ao trabalho. Vivência de acidente de trabalho grave, exposição a situações de violência, como assalto a mão armada, e contato com a morte são gatilhos traumáticos que podem acometer trabalhadores.

Sabe-se que o alcoolismo pode ter relação com o trabalho entre profissionais com baixo prestígio social (lixeiro, coveiros etc.) ou ocorrer pela falta de emprego. Todavia, nos últimos anos, a incapacidade laboral pelo abuso do uso do álcool tem sido cada vez mais associada ao consumo de substâncias psicoativas e acomete diferentes grupamentos de profissionais do mercado de trabalho.

O distúrbio no ciclo vigília-sono é um agravo próprio dos trabalhadores submetidos a uma organização do trabalho com jornada noturna. Por sua característica de excessiva sonolência em horários programados para trabalhar e insônia nos horários de sono, há um acúmulo de sono com repercussões fisiológicas globais e um aumento de riscos para lesões no desempenho do trabalho.

A síndrome de Burnout, ou síndrome do esgotamento profissional, é um desfecho em saúde relacionado à exposição crônica a estressores ocupacionais. Tais quadros se caracterizam pela tríade exaustão emocional, despersonalização e baixa realização profissional. A síndrome é descrita principalmente entre trabalhadores que lidam com prestação de serviços ao público, como professores, profissionais da segurança pública e profissionais da saúde.

Doenças pulmonares ocupacionais

As doenças pulmonares ocupacionais englobam tanto as doenças de vias aéreas como as de parênquima e pleura. Entre as de vias aéreas, temos a asma relacionada ao trabalho, as rinites (ocupacionais ou agravadas pelo trabalho), a doença pulmonar obstrutiva crônica (DPOC), as bronquiectasias e bronquiolites; e, entre as de parênquima e pleura, as pneumoconioses não fibrogênicas e as fibrogênicas, assim como as doenças pleurais relacionadas ao asbesto. A seguir, você verá a descrição das principais doenças desse grupo.

Asma relacionada ao trabalho e outras doenças de vias aéreas

A doença pulmonar ocupacional mais prevalente em nosso país é a asma relacionada ao trabalho (ART). Trata-se de uma obstrução reversível do fluxo aéreo e/ou uma hiper-reatividade brônquica por causas e condições atribuíveis a um determinado ambiente de trabalho e não a estímulos externos. A asma agravada pelo trabalho ou asma agravada pelas condições de trabalho é a asma em indivíduo previamente asmático, assintomático ou não, que se agrava em decorrência de uma exposição ocupacional a agentes químicos ou físicos. É uma doença que torna o trabalhador permanentemente inapto para qualquer atividade que envolva exposição ao agente que a desencadeou, em qualquer concentração, pois a continuidade da exposição envolve o risco de morte. Essa asma exige a readaptação profissional ou recolocação do trabalhador.

A ART pode ser imunológica (alérgica) ou não imunológica. A ART imunológica ocorre depois de um período de latência entre o início da exposição e a manifestação de sintomas, que são decorrentes de um mecanismo imunológico mediado por imunoglobulinas E (IgE) ou G (IgG). Pode ser causada por agentes de alto peso molecular, como isocianatos, fluxo de solda, anidridos ácidos, metais, óleo de corte, PVC, polipropileno, estireno e outros.

A ART não imunológica ou irritativa é causada por uma exposição única a altas doses de agentes irritantes ou pela exposição em pequenas doses, porém repetidas, a agentes como vazamento de cloro, amônia, ácidos, fumaça de incêndios e produtos de reação química, por exemplo, alvejantes com cloro e substâncias com amônia.

A ART é responsável por 5 a 10% dos casos de asma no adulto. A partir de um diagnóstico de asma brônquica, uma história ambiental e ocupacional detalhada deve ser obtida, observando:

- se há sintomas imediatos, no final da jornada de trabalho ou no período noturno, eventualmente uma combinação de imediatos e tardios;

- dados referentes a sintomas fora da jornada de trabalho;

- se há melhora dos sintomas nos finais de semana e férias;

- a possibilidade da presença de outros aerossóis inaláveis que, apesar de não serem manipuláveis diretamente pelo paciente, possam ser veiculados de áreas vizinhas, e complementar com dados de antecedentes pessoais e familiares, com ênfase em sintomas atópicos e dados ambientais fora do local de trabalho.

Após o diagnóstico de asma e uma história clínica e ocupacional compatível com a ART, é necessário o estabelecimento do nexo causal que não implica na descoberta do agente causador da doença. Ocasionalmente, a história ocupacional é indicativa do agente envolvido, porém, na maior parte dos casos, a exposição é composta por diferentes substâncias. O principal critério diagnóstico é a realização da curva seriada de *peak-flow*. Essa curva é obtida da seguinte forma: ao trabalhador suspeito de ser portador de ART é fornecido um aparelho portátil de medição de pico de fluxo expiratório, que ele deverá utilizar diariamente por um período de 3 a 4 semanas. Durante a realização do exame, o trabalhador deverá executar três manobras de expiração forçada no aparelho, registrando-se o maior valor em uma tabela. As manobras deverão ser diárias, 4 a 5 por dia, realizadas por pelo menos uma semana de trabalho e outra afastado dele. A análise posterior dos dados registrados pode ser feita por método visual ou pela avaliação estatística das médias dos valores diários obtidos. Em situações bem identificadas, que causam sintomas imediatos, os registros podem ser de curta duração, alguns dias a uma semana, com medidas seriadas a cada hora ou a cada 2 horas. Algumas situações interferem na realização da curva, como: trabalhadores com exposições ocupacionais intermitentes, não exposição durante realização da curva, pacientes que foram demitidos e estão impossibilitados de realizar a curva, pacientes com limitação de leitura e escrita e casos graves de asma com reações imediatas à exposição.

Outros testes que podem ser realizados são a espirometria, testes de broncoprovocação inespecífica na confirmação diagnóstica de asma, testes de provocação específica que devem ser realizados em ambientes hospitalares (ainda não temos protocolo no país), testes cutâneos e sorológicos. O tratamento é o mesmo preconizado para a asma brônquica, além do afastamento definitivo da exposição que está desencadeando as crises e emissão da Comunicação de Acidente de Trabalho (CAT), visto tratar-se de doença do trabalho e posterior realocação do trabalhador para outro setor fora da exposição.

> Embora a DPOC tenha como principal causa o tabagismo, deve 10 a 20% de sua ocorrência à exposição a poeira de carvão, sílica, algodão, fumos de cadmio, dióxido de enxofre (SO$_2$), gases, fumaças e vapores tóxicos.

Pneumoconioses e outros agravos de parênquima e pleura

As pneumoconioses (do grego, *corion* = poeira) são pneumopatias relacionadas etiologicamente à inalação de poeiras em ambientes de trabalho.

Ocorrem pela inalação de material particulado que atinge as vias aéreas inferiores. Essas partículas têm, provavelmente, um tamanho menor do que 10 µm, pois partículas maiores são retidas nas vias aéreas superiores. Elas são divididas didaticamente em **pneumoconioses não fibrogênicas** (siderose, estanhose, baritose, rocha fosfática) e **fibrogênicas** (silicose, asbestose, pneumoconiose de trabalhadores de carvão, pneumoconiose por abrasivos, pneumopatia por metal duro, beriliose e pneumonites de hipersensibilidade).

O diagnóstico das pneumoconioses é feito a partir da história ocupacional e clínica, além utilizar exames de imagem. A análise de radiografias convencionais de tórax, como método de imagem, utiliza a Classificação Internacional de Radiografias de Pneumoconioses da Organização Internacional do Trabalho (OIT), cuja versão é a de 2000. Ela permite que as radiografias sejam interpretadas e codificadas de uma forma padronizada, com radiografias-padrão comparativas e folhas de registro apropriadas. Outro exame importante é a tomografia computadorizada de alta resolução de tórax, principalmente para detecção de lesões pleuropulmonares causadas pela exposição ao asbesto.

A **silicose**, pneumoconiose mais recorrente em nosso país, é causada pela inalação de poeiras contendo sílica livre cristalina. Representa um sério problema de saúde pública, uma vez que, apesar de ser potencialmente evitável, apresenta altos índices de incidência e prevalência, especialmente nos

Métodos, como as provas de função pulmonar (espirometria), são utilizados na investigação das doenças respiratórias que afetam as vias aéreas, assim como no estabelecimento de incapacidade em pacientes com pneumoconiose. A biópsia está indicada quando os métodos diagnósticos não invasivos não esclarecem o diagnóstico.

países menos desenvolvidos. É irreversível e não passível de tratamento. A relação das atividades de risco é vasta: indústria extrativa mineral – mineração subterrânea e de superfície; beneficiamento de minerais – corte de pedras; britagem; moagem; lapidação; indústria de transformação – cerâmicas; fundições que utilizam areia no processo; vidro; abrasivos; marmorarias; corte e polimento de granito; cosméticos; atividades mistas – protéticos; cavadores de poços; artistas plásticos; jateadores de areia.

A silicose pode se apresentar nas formas crônicas (exposição superior a 10 anos) e acelerada (exposição entre 5 e 10 anos). Caracteriza-se por uma reação colágena focal organizada em nódulos de deposição concêntrica de fibras colágenas, associadas à presença de corpos birrefringentes à luz polarizada. Não costuma causar sintomas nas fases iniciais e nem nas moderadas. A dispneia aos esforços é o principal sintoma e o exame físico, na maioria das vezes, não mostra alterações significativas no aparelho respiratório. Expressa-se radiologicamente por opacidades micronodulares que se iniciam nas zonas superiores.

> A principal complicação da silicose é a tuberculose, além de outras patologias como o enfisema, a limitação crônica ao fluxo aéreo, as doenças autoimunes (esclerose sistêmica progressiva, lúpus, artrite reumatoide) e o câncer.

A silicose aguda (menos de 5 anos) ocorre por exposição a grandes quantidades de poeira de sílica recém-fraturadas. É uma doença pulmonar difusa, de rápida instalação, com sintomas respiratórios e constitucionais presentes, caracterizada anatomopatologicamente por uma deposição de material proteináceo intra-alveolar, sem fibrose intersticial. É uma forma rara da doença, ocorrendo em situações de exposições maciças à sílica livre (jateamento de areia e moagem de pedras), por períodos que variam de poucas semanas até 4 ou 5 anos, evoluindo rapidamente para o êxito letal, geralmente em até 1 ano do diagnóstico.

As **doenças relacionadas ao asbesto** incluem a asbestose, uma pneumoconiose decorrente da exposição inalatória de poeiras contendo fibras de asbesto. É caracterizada pela fibrose intersticial difusa, associada à presença de dois ou mais corpos de asbesto. Dispneia aos esforços e tosse seca podem evoluir para dispneia ao repouso, hipoxemia e *cor pulmonale*. As alterações radiológicas caracterizam-se pela presença de opacidades irregulares predominando nos campos inferiores, e, com frequência, placas pleurais associadas. As ocupações de risco são a de trabalhadores em mineração e transformação de asbesto (fabricação de produtos de cimento-amianto, materiais de fricção, tecidos incombustíveis com amianto, juntas e gaxetas, papéis e papelões especiais) e aquelas em que há consumo de produtos contendo asbesto.

Dermatoses ocupacionais

Dermatose ocupacional (DO) é toda alteração de mucosas, pele e seus anexos que seja direta ou indiretamente causada, condicionada, mantida ou agravada por agentes presentes na atividade profissional ou no ambiente de trabalho. Elas são responsáveis por quantidade ponderável das doenças ocupacionais, podendo chegar a até 60% nos países industrializados. Alguns fatores podem ocasionar ou funcionar como fatores desencadeantes, concorrentes ou agravantes das dermatoses ocupacionais; são eles os agentes físicos, químicos e biológicos (Quad. 16.2).

QUADRO 16.2 ■ Principais agentes relacionados às DO

Agentes biológicos	Agentes físicos	Agentes químicos
■ Bactérias ■ Fungos ■ Leveduras ■ Vírus ■ Insetos	■ Radiações não ionizantes ■ Calor ■ Frio ■ Eletricidade ■ Vibração	■ **Irritantes:** cimento, solventes, óleos de corte, detergentes, ácidos e álcalis ■ **Alérgenos:** aditivos da borracha, metais como níquel, cromo e cobalto, resinas, tópicos usados no tratamento de dermatoses

DO, dermatose ocupacional.

Para estabelecer o nexo ocupacional, é importante considerar os seguintes aspectos: quadro clínico; história de exposição ocupacional, observando-se concordância entre o início do quadro e o início da exposição, bem como a localização das lesões em áreas de contato com os agentes suspeitos; melhora com o afastamento e piora com o retorno ao trabalho; teste epicutâneo positivo, nos casos de dermatite de contato alérgica.

As **dermatites de contato** (DC) são uma das dermatoses mais importantes e classificam-se em dermatite de contato irritativa (DCI) e dermatite de contato alérgica (DCA). As DCI são as mais frequentes, correspondendo a 80% das DC.

A seguir, outras DO que podem ocorrer:

- **Erupção acneiforme** – ocorre por obstrução dos folículos pilosos, com irritação e infecção secundária, como elaioconiose (óleos de corte, graxas) e cloracne (hidrocarbonetos clorados).

- **Câncer de pele** – relacionado a agentes físicos (radiações não ionizantes), virais e químicos, como arsênico e hidrocarbonetos.

- **Granuloma de corpo estranho** – plantas, limalha de metais e pelos de humanos ou animais.

- **Infecções** – vários agentes podem estar envolvidos, como carbúnculo ou antrax e nódulo dos ordenhadores (pecuaristas), dermatofitoses, leishmaniose, paracoccidioidomicose.

As medidas de prevenção e controle das DO são fundamentais e devem ser adotadas medidas coletivas para proteção, como exames médicos periódicos, orientações ao trabalhador ou equipamentos de proteção individual.

Realizado o nexo ocupacional da doença, deve ser emitida a CAT e a notificação pelo Sistema de Informação de Agravos de Notificação (Sinan).

- **Alterações da pigmentação da pele** – hipo ou acromia e hiperpigmentação.

- **Alterações dos fâneros** – unhas e cabelos.

O uso de luvas adequadas é necessário, exceto nos trabalhos em que a destreza manual for indispensável e quando implicar em riscos de acidente de trabalho.

As DO geram desconforto para o trabalhador e incapacidade para o trabalho, principalmente quando comprometem as mãos, ocasionam mudança de função, diminuição da produção e, consequentemente, dos rendimentos do trabalhador e da empresa, e aumento dos custos médicos e previdenciários.

Intoxicação por metais pesados

Quando um metal está em forma metálica (Me^0), a exposição ao elemento somente pode se dar pela inalação de fumos metálicos, gerados por aquecimento a altas temperaturas ou por abrasão da superfície metálica. Em ambos os casos, há exposição ao metal na forma iônica – em geral, óxidos do metal, pois quando há aquecimento a "fumaça" (denominada fumos metálicos) emitida não é constituída por vapores do metal, mas por uma mistura complexa de substâncias, com predominância dos óxidos formados pela reação entre o vapor do metal extremamente quente com o oxigênio atmosférico (fumos metálicos). No caso de processos abrasivos (como lixamento), há o desprendimento de partículas dos óxidos formados pela oxidação natural da superfície do metal e pelo oxigênio do ar.

As formas iônicas (os sais e óxidos dos metais), quando manuseadas industrialmente, geram grande quantidade de poeira no ambiente de trabalho. Essa poeira pode ser absorvida pelo trato respiratório e digestivo. A absorção digestiva é normalmente indireta, por contaminação de alimentos eventualmente presentes nos locais de trabalho, ou se a pessoa comer, fumar e beber com as mãos sujas da poeira de metais pesados. A solubilidade em água do composto iônico determina a sua menor ou maior absorção, tanto pela via respiratória como gastrintestinal.

Os compostos organometálicos podem ser lipossolúveis, muitos são voláteis, e, por essas propriedades, são absorvidos pelas vias cutânea, aérea e digestiva. Também, graças à lipossolubilidade, os seus efeitos geralmente são diferentes dos mesmos metais em forma inorgânica, isto é, metálica e

Principais doenças relacionadas ao trabalho

iônica. Esse grupo tem pouca importância ocupacional, mas podem ser citados o Maneb® (composto orgânico de manganês, usado como pesticida) e o chumbo tetraetila, como exemplos de interesse.

De maneira geral, o comportamento dos metais pesados é de acúmulo no organismo, pois são lentamente absorvidos, levando a um aumento gradativo da concentração do elemento nos tecidos.

A seguir, apresentamos os principais metais pesados responsáveis por intoxicação (Quad. 16.3). Os trabalhadores expostos a eles são monitorados pelo Quadro I da Norma Regulamentadora (NR) nº 7.

A excreção de um metal pesado é em geral lenta, resultando em uma elevada meia-vida biológica. A via de excreção mais importante é a urinária, mas há alguma eliminação por fezes, sudorese e descamação cutânea, e, ainda, pelo crescimento de fâneros.

QUADRO 16.3 ■ Principais metais pesados responsáveis por agravos à saúde de trabalhadores expostos

Metal pesado	Principais efeitos	Indicadores e controle médico pelo Quadro I da NRº 7
1. Chumbo inorgânico Fábrica e reforma de acumuladores elétricos (baterias), pigmentos usados em tintas, plásticos e revestimentos de pisos, azulejos e cerâmicas, fabricação de vidros e cristais	Anemia, neuropatia periférica, cólica abdominal, nefropatia	Pb-S (chumbo no sangue) – indicador de dose interna ALA-U – indicador de efeito
2. Manganês Fabricação de ferro-ligas, aditivo do aço, produção de pilhas, fabricação de pesticidas	Alteração de marcha, de humor, paralisia espástica, alucinações	Avaliação clínica e neurológica
3. Mercúrio inorgânico Garimpo, produção de lâmpadas fluorescentes, fabricação de instrumentos de precisão, fabricação de solda cáustica	Tremor, alterações de memória recente, de comportamento e nefropatias	Avaliação clínica com busca de alterações neurológicas e renais Hg-U (mercúrio urinário como indicador de exposição) semestral, apenas no periódico
4. Cádmio Fabricação de baterias recarregáveis, ligas especiais, pigmentos de tinta	Lesões renais com proteinúria, enfisema pulmonar e câncer de próstata	Cd-Urinário e radiografia de tórax, função pulmonar e renal (com atenção para a proteinúria)
5. Cromo hexavalente Galvânica (tratamento de superfície – cromeação), composição de pigmentos	Lesões de pele e mucosas e câncer de pulmão	Cr-Urinário – indicador de exposição excessiva Exame clínico com ênfase em pele e mucosas e radiografia do tórax
6. Zinco Fabricação de ligas metálicas, zincagem de superfícies metálicas, revestimento de pilhas, revestimento de telhas e calhas	Febre elevada benigna, autolimitante	Não há

NR, norma regulamentadora; ALA-U, ácido delta aminolevulínico.

Intoxicação por solventes orgânicos

Solventes são substâncias orgânicas, líquidas e voláteis, que pertencem a diversos grupos químicos. São utilizados para extrair, deslocar, aplicar, tratar e dissolver outras substâncias, sem reagir com elas. Os principais grupos encontrados são os hidrocarbonetos alifáticos e os aromáticos, os álcoois, as cetonas, os éteres, os hidrocarbonetos alifáticos halogenados, os ésteres, entre outros.

A principal via de absorção dos solventes orgânicos é a respiratória. Alguns também podem ser absorvidos pela via cutânea, mas do ponto de vista quantitativo, a via pulmonar é a mais importante. Em geral, o tecido adiposo e o sistema nervoso central (SNC) são locais de alta concentração de solventes, dado seu alto teor de gordura. Os solventes podem ser eliminados sem ser modificados, pela via aérea (ar exalado) e urinária. Podem, também, sofrer processo de biotransformação (no fígado e/ou outros órgãos e tecidos) e ser excretados como metabólitos, principalmente por via urinária, que são considerados como indicadores de exposição e objeto de análise da monitorização biológica dos trabalhadores expostos. No Quadro 16.4, você verá os principais solventes orgânicos a que os trabalhadores podem estar expostos em diversas ocupações e ramos de atividade profissional.

QUADRO 16.4 ■ Principais solventes orgânicos de uso industrial e sua repercussão na saúde do trabalhador

Solvente orgânico	Principais efeitos	Indicadores e controle médico pelo Quadro I da NR nº 7
N-hexano – hidrocarboneto alifático de cadeia reta, muito volátil Principais usos: principal constituinte da mistura conhecida como benzina, colas de sapateiro e extração de óleos vegetais e essências	Neuropatia sensitivomotora (mmii), com período de latência de cerca de 3 meses (parestesias e diminuição de força nos membros inferiores e paralisia com pé caído)	2,5 hexanodiona – o monitoramento biológico do n-hexano somente deve ser realizado no exame periódico
Solventes clorados Principais usos: desengraxe de peças metálicas, antes de pintura ou cromagem, lavagem a seco de tecidos, parte de formulação para remoção de tintas e asfalto	Lesão renal e lesão hepática	Tetracloroetileno – ácido tricloacético Tricloroetano – triclorocompostos totais Tricloroetileno – triclorocompostos totais Realizar somente nos exames periódicos Função renal e hepática: realizar nos exames admissional, periódico e demissional

(continua)

QUADRO 16.4 ■ Principais solventes orgânicos de uso industrial e sua repercussão na saúde do trabalhador (*continuação*)

Solvente orgânico	Principais efeitos	Indicadores e controle médico pelo Quadro I da NR nº 7
Solventes aromáticos		
Benzeno		
Principais usos: indústria siderúrgica e petroquímica	Aplasia de medula, leucemias e linfomas	Hemograma periódico
		Urina – ácido trans, trans-mucônico (só no exame periódico)
Tolueno		
Principais usos: misturas em tíner, tintas, vernizes, gráficas, colas	Hepato/nefrotóxico, neurotóxico para o VIII par craniano e aumento de risco de surdez (sinergia tolueno e ruído)	Urina – ácido hipúrico (só no exame periódico)
Xileno		
Principais usos: misturas em tíner e em tintas	Menos volátil, não tem ototoxicidade	Urina – ácido metilhipúrico (só no exame periódico)

NR, norma regulamentadora.

Intoxicação por praguicidas

Os praguicidas são substâncias químicas usadas com o propósito de eliminar ou controlar a população de seres vivos indesejáveis para o ser humano. Esses seres podem ser insetos, fungos, plantas, roedores, entre outros. Os praguicidas podem ser classificados de inúmeras formas: de acordo com a função (inseticidas, fungicidas, rodenticidas etc.), com o grupo químico (carbamatos, organofosforados, organoclorados, bipirídicos etc.), por tipo de efeito (inibidores da acetilcolinesterase, anticoagulantes etc.), entre outras formas.

Os **organofosforados** são derivados orgânicos dos ácidos fosfórico, tiofosfórico e ditiofosfórico. Atuam como inseticidas e acaricidas e são muito usados na agricultura. Podem ser absorvidos pelas vias oral, dérmica e respiratória. Esses inseticidas agem inibindo a acetilcolinesterase, bloqueando a ação dela sobre a acetilcolina e levando a um grande acúmulo desse neuromediador nas sinapses dos neurônios colinérgicos. Isso leva ao aparecimento da síndrome parassimpaticomimética. Também atuam nas placas mioneurais (síndrome nicotínica) e sobre o SNC (síndrome neurológica central). O tratamento é feito com medidas de suporte à vida e com a administração de sulfato de atropina. Do ponto de vista médico, devem ser realizadas dosagens periódicas da atividade da colisterase, de preferência a intraeritrocitária (verdadeira) ou a total. Em caso de diminuição abaixo de valores limites, o trabalhador deve ser afastado do contato com o produto.

Quanto aos organofosforados e carbamatos, o limite de depressão da atividade inicial é de 30% se for feita a colinesterase eritrocitária, 50% se

A NR nº 7 do Ministério do Trabalho obriga a realização da dosagem da colinesterase nos exames médicos admissionais, periódicos e demissionais para todos os trabalhadores expostos a inseticidas.

for plasmática e 25% se a dosagem for de eritrocitária e plasmática juntas (mista). A recuperação de enzima no sistema demora várias semanas, e o processo deve ser acompanhado durante o afastamento do trabalhador.

Os **carbamatos** são derivados orgânicos do ácido carbâmico. São utilizados na lavoura, e alguns de menor perigo têm sido usados domesticamente. Agem como inibidores da colinesterase de forma muito parecida com os organofosforados, mas, ao contrário destes, a ligação com a enzima é reversível, sendo o quadro clínico e tratamento idênticos aos dos inseticidas organofosforados.

Os **piretroides** são derivados sintéticos ou semissintéticos de piretrinas naturais (inseticidas naturais de plantas). Inicialmente empregados em formulações para uso doméstico (SBP®, Protector® etc.), passaram a ser utilizados para campanhas de combate a vetores em saúde pública e até mesmo na área agrícola, por causa de sua alta eficiência em concentrações baixas e não persistência no meio ambiente. São neurotóxicos especialmente no que se refere ao SNC, pois interagem com os canais de sódio das membranas das células nervosas, produzindo hiperexcitabilidade dos neurônios. Apresentam parestesias cutâneas, às vezes provocando sensação de queimação e prurido. Podem levar, também, a uma sensibilização com aparecimento de asma brônquica.

Os **organoclorados** quimicamente podem ser derivados de clorobenzeno (DDT, DDD, metoxicloro), do ciclo-hexano (BHC, lindano) e do ciclo-dieno (aldrin, dieldrin, endrin, heptaclor, clordano). Além de agir no SNC, seu uso é proibido e até hoje os mecanismos de ação não estão perfeitamente estabelecidos. Como compostos lipossolúveis e de biotransformação lenta, se acumulam nas gorduras do organismo e no meio ambiente. Em intoxicações crônicas, podem levar a lesões renais e hepáticas.

O **pentaclorofenol** e os **nitrofenois** são fungicidas que, além do uso agrícola, foram usados como conservantes de madeira, mas atualmente têm seu uso restrito no Brasil. Agem desacoplando a fosforilação oxidativa da formação de adenosina trifosfato (ATP), levando a um déficit de formação energética em todas as células e ao aumento da temperatura corporal (perda térmica da energia dos substratos).

Os **bipirídicos** são um grupo de herbicidas constituído de paraquat e diquat. O paraquat, por meio de mecanismo de formação de radicais livres com o oxigênio, provoca uma agressão tecidual maciça. Alguns dias após a ingestão ocorre uma fibrose pulmonar maciça progressiva, que desencadeia parenquimatização com bronquite terminal proliferativa, alveolite obliterativa, hemorragia e edema pulmonar. Há, ainda, lesões hepáticas e renais graves.

Perda auditiva induzida por ruído ocupacional

Apesar dos avanços em higiene industrial, relacionados à adoção de medidas para reduzir o ruído nesses ambientes, ele está presente em quase todas as atividades industriais e constitui um potencial risco para a saúde dos trabalhadores. A perda auditiva induzida por ruído ocupacional (PAIRO) é uma doença de alta prevalência em países industrializados, inclusive no Brasil. Dentre as perdas auditivas do tipo neurossensorial, somente perde em ocorrência para a presbiacusia.

A PAIRO é definida como uma diminuição gradual da acuidade auditiva, decorrente da exposição continuada a níveis elevados de pressão sonora, provocando lesões nas células ciliadas externas e internas do órgão de Corti. Suas principais características são:

- a perda neurossensorial;
- é irreversível e, quase sempre, bilateral e simétrica;
- manifesta-se primeira e predominantemente nas frequências de 3, 4 ou 6 kHz;
- com o agravamento da lesão, estende-se às frequências de 8, 2, 1, 0,5 e 0,25 kHz;
- raramente leva à perda auditiva profunda – geralmente, não ultrapassa os 40 dB nível de audição (NA) nas baixas frequências e os 75 dB NA nas frequências altas;
- uma vez cessada a exposição ao ruído intenso, não deverá haver progressão;
- geralmente atinge o nível máximo da lesão para as frequências de 3, 4, e 6 kHz nos primeiros 10 a 15 anos de exposição, sob condições estáveis de ruído.

A perda auditiva nas frequências mais afetadas progride rapidamente nos primeiros 10 anos de exposição e depois torna-se mais lenta, até se estabilizar em um patamar.

O portador deve ter uma história prolongada de exposição a níveis elevados de ruído suficiente para causar uma perda característica na audiometria, e essa perda deve ter se desenvolvido gradualmente em um período de, geralmente, 6 a 10 anos.

Enquanto as alterações no aparelho auditivo estiverem restritas às frequências entre 4.000 e 6.000 Hz, não há qualquer prejuízo social ou nas relações de vida da pessoa, ou seja, não há prejuízo na fala, na escuta ou no entendimento da conversação. Quando a frequência de 3.000 Hz está comprometida, surgem as primeiras dificuldades para a compreensão da conversação quando há presença de ruído de fundo ou conversas paralelas. Quando a faixa de 2.000 Hz está comprometida, surge um prejuízo social mais significativo, com dificuldade mais evidente para discriminar sons na presença de ruídos de fundo. Ocorrendo perda nas frequências de 1.000 Hz ou 500 Hz, mesmo com perdas de 30 a 35 dB NA, o comprometimento social é evidente, pois a comunicação verbal estará comprometida, o que implica limitações importantes na vida social, nas relações pessoais e no trabalho. Os principais sintomas da PAIRO estão descritos na Quadro 16.5.

Na medicina do trabalho, deve-se considerar a suscetibilidade individual do trabalhador e o sinergismo com outros agentes, como vibração e produtos químicos. Vários produtos químicos industriais possuem propriedade ototóxica, como fumos metálicos (chumbo, mercúrio, cobalto, arsênio), alguns gases asfixiantes (monóxido de carbono, nitrato de butila, tetracloreto de carbono) e solventes orgânicos (tolueno, xileno, estireno, n-hexano, tetracloroetileno e dissulfeto de carbono).

Para estabelecer a etiologia da PAIRO como ocupacional, é essencial a avaliação de um conjunto de elementos que envolvam anamnese clínica e ocupacional, exame físico, avaliação audiológica e confirmação da exposição ocupacional continuada à pressão sonora elevada.

Para haver lesão, o nível elevado de pressão sonora de intensidade maior que 85 dB(A) (Quad. 16.6) deve atuar sobre a orelha suscetível, durante 8 horas diárias, ou dose equivalente, ao longo de vários anos.

A PAIRO nem sempre será uma doença incapacitante, muitas vezes não exigindo afastamento do trabalho, mas sim do agente agressor. De qualquer maneira, devem ser avaliadas as condições de trabalho para que sejam tomadas medidas preventivas, como mudança no procedimento, implantação de equipamento de proteção coletiva (EPC) ou indicação de uso de equipamento de proteção individual (EPI).

Também neste caso, realizado o nexo ocupacional, deve ser emitida a CAT e realizada a notificação pelo Sinan.

> Para que o nexo causal com o trabalho seja estabelecido, a exposição deve acontecer de maneira, tempo e intensidade suficientes.

QUADRO 16.5 ■ Sintomas da PAIRO

Auditivos:	Não auditivos:
■ Zumbidos (mais frequentes, podendo ter uma prevalência de 48%)	■ Transtornos da comunicação
	■ Alterações do sono (insônia)
■ Recrutamento (sensação de incômodo para sons de níveis elevados)	■ Transtornos neurológicos (cefaleia)
	■ Transtornos vestibulares (náuseas, vômitos e suores frios, dificuldades no equilíbrio e na marcha, nistagmos)
■ Dificuldades no entendimento de fala	■ Transtornos digestivos (epigastralgia)
	■ Transtornos comportamentais (irritabilidade)

QUADRO 16.6 ■ Limites de tolerância para ruído contínuo ou intermitente

Nível de ruído dB (A)	Máxima exposição diária permissível
85	8 h

Fonte: NR nº 15 – Portaria MTb nº 3.214, de 8 de junho de 1978.

Considerações finais

Para os profissionais de saúde, é importante o conhecimento das DRT, a fim de que sejam identificadas como tal e, assim, o profissional conduza adequadamente seus pacientes – verificando, inclusive, possíveis doenças que acometem seus outros colegas de trabalho, a partir das informações fornecidas.

▬ Atividades

1) Uma trabalhadora bancária relata em seu exame médico periódico que tem histórico de insônia há três anos, mas que a dificuldade para dormir se agravou há seis meses. Relaciona piora do quadro após episódio de assalto à mão armada durante o seu trabalho de caixa de banco. Informa que acorda sobressaltada sonhando com o fato e tem dificuldade para retomar o sono, além de taquicardia e sudorese excessiva nesses episódios. O trabalho pode ser etiologia para o quadro de:
   a) síndrome do pânico.
   b) episódio depressivo.
   c) transtorno de estresse pós-traumático.
   d) transtorno de adaptação.
   e) síndrome de Burnout.

   Gabarito: c

2) Alguns produtos podem causar doenças no mundo do trabalho. O cimento é um deles e a sua manipulação, geralmente, causa:
   a) pneumoconiose.
   b) dermatite de contato.
   c) intoxicação pela sílica.
   d) exposição pelo pó de sílica.

   Gabarito: b

3) Do ponto de vista ocupacional, considera-se como principal causa de placas pleurais a exposição a:
   a) algodão.
   b) sílica.
   c) asbesto.
   d) carvão.

   Gabarito: c

4) Trabalhadores de fábrica de baterias automotivas, de galvanoplastia e garimpeiros, respectivamente, estão sujeitos ao risco de intoxicação pelos seguintes metais pesados:
   a) chumbo inorgânico, cromo hexavalente e mercúrio inorgânico.
   b) cádmio, chumbo e manganês.
   c) mercúrio inorgânico, manganês e cádmio.
   d) cromo hexavalente, cádmio e chumbo.

   Gabarito: a

5) Sobre a Perda auditiva induzida por ruído ocupacional (PAIRO), indique se a afirmação é verdadeira (V) ou falsa (F) e assinale a alternativa com a sequência correta.
   (   ) É sempre bilateral.
   (   ) É irreversível.
   (   ) Acomete primeiramente as frequências baixas.
   (   ) O diagnóstico está baseado apenas na audiometria.
   a) V – V – F – F.
   b) F – V – F – F.
   c) V – F – F – F.
   d) F – V – F – V.
   e) F – V – V – V.

   Gabarito: b

Leituras sugeridas

Mendes R. Patologia do trabalho. 3. ed. São Paulo: Atheneu, 2013.

Conselho Regional de Medicina do Estado de São Paulo (CREMESP). Saúde Mental e Trabalho. São Paulo: CREMESP, 2015.

Ministério da Saúde, Secretaria de Atenção à Saúde, Departamento de Ações Programáticas Estratégicas. Pneumoconioses. Brasília: Ministério da Saúde, 2006.

Santos UP. Pneumologia ocupacional ilustrada: fotos e fatos. São Paulo: Atheneu, 2014.

Ministério da Saúde. Dermatoses Ocupacionais (online). Brasília: Ministério da Saúde, 2006 (acesso em: 28 de jul. 2016). Disponível em: http://bvsms.saude.gov.br/bvs/publicacoes/06_0553_m.pdf.

SEÇÃO VI

ATENÇÃO PRIMÁRIA À SAÚDE

Atenção Primária à Saúde/Atenção Básica em Saúde

Carla Gianna Luppi, Marta Campagnoni Andrade e Nivaldo Carneiro Junior

  Objetivos

- Apresentar a história da Atenção Primária à Saúde (APS).
- Propiciar o entendimento sobre os atributos da APS.
- Conhecer aspectos da Política Nacional de Atenção Básica em Saúde do Brasil.

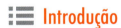 **Introdução**

A denominação mais geral da **APS** refere-se à atenção ambulatorial de primeiro nível e primeiro contato do paciente com o sistema de saúde. Em outras palavras, a APS é definida como aquela que deveria responder a maioria dos problemas de saúde da população.

História da Atenção Primaria à Saúde

A partir da Conferência Internacional sobre Cuidados Primários de Saúde, realizada pela Organização Mundial da Saúde (OMS), em 1978, em Alma-Ata (Cazaquistão), se consolida o entendimento e a defesa sobre a importância dos serviços de APS na diminuição das desigualdades de acesso ao sistema de saúde e na resolução dos problemas de saúde da população. Dessa Conferência foi formulada a "Declaração de Alma-Ata", aprovada no ano seguinte na Assembleia-Geral da OMS, lançando o documento denominado "Estratégia de Saúde para Todos no Ano 2000", que orienta os países membros a organizarem políticas sociais e de saúde visando à redução dos indicadores de morbimortalidade, à ampliação do acesso às ações de saúde, à reorganização do sistema de saúde com base na APS, entre outras medidas.

Desde a "Declaração de Alma-Ata" até os dias atuais várias foram as evidências positivas, decorrentes de formulações e implantações de sistemas nacionais de saúde reorganizados e orientados a partir de uma APS ampliada e resolutiva para as necessidades e demandas de saúde da população. Contudo, uma boa parte dos países, particularmente, os não desenvolvidos, não acompanharam essa orientação, implantando serviços de APS com concepção seletiva, isto é, focados em grupos populacionais específicos, com ações de saúde para determinadas doenças e acompanhamentos de alguns ciclos de vida, por exemplo, gestantes e crianças. Essa concepção contribuiu para sistemas de saúde fragmentados e seletivos, com resultados não satisfatórios nos indicadores de saúde.

No Brasil, é a partir da implantação do SUS, no início da década de 1990, que se valoriza a reorganização do sistema nacional de saúde a APS, definindo medidas governamentais de incentivos para a implantação e as melhorias desse nível de atenção à saúde.

Em 2008, a OMS apresentou um documento com críticas a essa concepção seletiva da APS que reforça a necessidade de revisão das políticas nacionais de saúde, defendendo de forma radical a importância da APS na mudança dos perfis de adoecimento e melhoria da qualidade de vida das comunidades.

Com o Sistema Único de Saúde (SUS) temos, em 1995, a formulação e a implantação do Programa Saúde da Família (PSF), incorporando as experiências anteriores do Programa de Agentes Comunitários de Saúde (PACS). O PSF é composto por uma equipe com médico generalista e/ou de família e comunidade, um enfermeiro, dois auxiliares/técnicos de enfermagem e cinco a seis agentes comunitários de saúde, que se responsabiliza pela atenção à saúde a uma população do território de abrangência da Unidade Básica de Saúde (UBS) – serviço de APS – de aproximadamente 1.000 famílias.

No Brasil, foi denominada como Atenção Básica em Saúde a organização dos serviços e das práticas de saúde orientados pela concepção da APS ampliada, diferenciando-se, desse modo, da APS seletiva dominante no sistema de saúde anterior ao SUS.

Em 2006, foi promulgada a Política Nacional de Atenção Básica em Saúde, apoiada pelos gestores do SUS dos diferentes níveis de governo – municipal, estadual e da União, fato inédito na história das políticas de saúde do Brasil. É central nessa Política a definição da Estratégia Saúde da Família (ESF), antes denominada de PSF, como o modelo de APS e de reorientação do SUS. Em 2012 temos uma nova edição dessa Política, reafirmando a importância da ESF como organização da APS no sistema de saúde.

Conceitos e aspectos fundamentais

Atributos da Atenção Primária à Saúde

Os atributos da APS se constituem em uma gama de características e papéis desejáveis para a construção de respostas possíveis nos diferentes contextos e condições de saúde. São ferramentas fundamentais para entender a diferença da atenção prestada pelos serviços de APS e de outros serviços do sistema de saúde: primeiro contato preferencial, longitudinalidade, integralidade, coordenação do cuidado e inserção comunitária.

No Brasil, a Política Nacional de Atenção Básica (Brasil, 2012) adota a noção de "porta de entrada" para designar a APS como **ponto preferencial de entrada** no sistema de saúde, que deve ter, por esse motivo, condições estruturais que facilitem a chegada das pessoas ao atendimento. A avaliação desse atributo da APS frequentemente mede o grau de "entrada" ou "acesso", por meio das possíveis barreiras ou impedimentos para a sua utilização, como: barreiras geográficas, disponibilidades de serviço, fluxo de atendimento, acolhimento, entre outros.

A relação de longitudinalidade implica no acompanhamento dos indivíduos ao longo da vida e é cada vez mais complexa frente ao envelhecimento da população e ao aumento da prevalência de doenças crônicas não infecciosas, por exemplos.

A longitudinalidade pressupõe a existência de um acompanhamento regular ao longo do tempo, independentemente do evento e/ou agravo de saúde. Esse atributo foi reconhecido como uma importante característica da APS relacionada ao vínculo de longa duração entre profissionais de saúde e usuários.

O atributo da longitudinalidade pressupõe que serviços e equipes de saúde sejam referência para comunidade em relação às suas necessidades de atenção à saúde, que reconheçam sua população, por meio de estudos sobre perfis populacionais, problemas mais prevalentes e contexto socioeconômico; organizem práticas relativas ao autocuidado, promoção da saúde, prevenção, acolhimento, projetos terapêuticos singulares, assistência domiciliar, entre outras, que fazem e caracterizam o cotidiano dos serviços na sua relação com a população.

A integralidade refere-se ao modo de organização do serviço de APS para que o usuário receba toda variedade de aporte necessário às suas necessidades de saúde. A integralidade envolve ações de promoção e prevenção, bem como relacionadas à recuperação e reabilitação. É um atributo que deve ser compartilhado, isto é, exercido a corresponsabilidade dos demais níveis da atenção à saúde – secundário e terciário.

A coordenação do cuidado, de maneira geral, aponta para a APS como articuladora dos diferentes serviços da rede de atenção, tanto do setor saúde como de outros setores sociais – assistência social, educação, transporte, entre outros. Essa coordenação refere-se à "gestão do cuidado", no sentido de acompanhar o cuidado à medida que o usuário caminha pela rede de serviços, tendo como apoio o projeto terapêutico singular.

Os atributos da APS não devem ser compreendidos separadamente, pois o desempenho de cada um influencia o outro, e, para uma APS desejável e efetiva, os investimentos financeiros e estruturais devem ser robustos.

Denominamos inserção comunitária o serviço e as equipes de saúde de APS que se fazem presentes no cotidiano da comunidade de sua área de abrangência, isto é, na participação das organizações comunitárias, no conhecimento sociossanitário da realidade local, nas definições de prioridades assistenciais, entre outros.

A Portaria nº 1.654, de 19 de julho de 2011, institui, no âmbito do SUS, o PMAQ-AB e o Incentivo Financeiro do PMAQ-AB.

A Lei nº 12.871, de 22 de outubro de 2013, institui o Programa Mais Médicos, que altera as Leis nº 8.745, de 9 de dezembro de 1993, e nº 6.932, de 7 de julho de 1981, e dá outras providências.

Financiamento da Atenção Primária à Saúde

O financiamento da APS no Brasil envolve recursos de Municípios, Estados e União. Em 1996, a **Norma Operacional Básica do SUS (NOB/96)** instituiu repasses financeiros da União, por meio do Ministério da Saúde (MS), para APS, com base *per capita*, o que ficou sendo denominado Piso de Atenção Básica (PAB). Nesse processo também se definiu o Piso de Atenção Básica Variável, para induzir a implementação de ações estratégicas como as Equipes de Saúde da Família.

O PAB representa um valor fixo recebido mensalmente, de forma automática, calculado com base na população municipal, divulgada pelo Instituto Brasileiro de Geografia e Estatística (IBGE). Nos últimos anos foi formulado um outro tipo de incentivo para o financiamento, condicionado a avaliação do acesso e qualidade da APS, o Programa Nacional de Melhoria do Acesso e da Qualidade da Atenção Básica (PMAQ/AB), reconhecido como "Componente de Qualidade do Piso de Atenção Básica Variável".

Outras ações relacionadas à APS são induzidas com financiamentos específicos do Governo Federal, como Programa Melhor em Casa (equipes multiprofissionais de assistência domiciliar), Equipes de Consultório na Rua (destinado à população em situação de rua) e o recente Projeto Mais Médicos Brasil, componente do Programa Mais Médicos, que melhora o atendimento médico em áreas de difícil acesso ou fixação do profissional.

Avaliação da Atenção Primária à Saúde

Nos últimos anos os gestores do SUS têm incentivado o desenvolvimento de processos avaliativos na busca da qualidade da assistência. As principais políticas de avaliação da APS no Brasil tiveram impulsos na década de 1990, com a implantação do PSF.

Em 2000, por meio do Programa de Expansão das Equipes de Saúde da Família (PROESF), o MS, em parceria com universidades brasileiras, realizou uma ampla pesquisa avaliativa da APS em municípios com mais de 100 mil habitantes em todo território nacional. Também, em 2005, foi realizada a Avaliação para Melhoria da Qualidade da Estratégia Saúde da Família (AMAQ).

Em 2011, o MS editou o PMAQ, vinculando incentivos financeiros ao processo avaliativo das Equipes de Saúde da Família.

Embora o PMAQ seja o instrumento de avaliação definido pela Política Nacional de Atenção Básica, em alguns estados houve outras iniciativas de utilização de instrumentos para analisar a qualidade dos serviços de Atenção Primária, como a validação do "Primary Care Assessment Tool" (PCATool) no Brasil. Esse instrumento foi desenvolvido para avaliar os atributos essenciais e derivados que qualificam a APS.

No estado de São Paulo a partir de 2007, a Secretaria de Estado da Saúde de São Paulo, em parceria com grupo de pesquisadores de universidades paulistas, elaborou o instrumento Questionário de Avaliação da Qualidade de Serviços de Atenção Básica (QualiAB). Ao contrário dos dois instrumentos anteriormente citados – PCATool e AMAQ – sua aplicação destina-se a outras formas de organização da APS que não só as ESF.

Considerações finais

As características da APS possibilitam a tradução, para o cotidiano das práticas e ações de saúde, das expressões das diferentes necessidades de saúde e realidades sociais dos indivíduos e grupos populacionais nos territórios nos quais os serviços de APS estão inseridos.

Demandas e expectativas por parte dos usuários, profissionais da APS, como também de todo sistema de saúde chegam nos serviços de APS como "chuva de demandas". De forma geral, os resultados das avaliações da APS no Brasil destacam a baixa efetividade, sendo relacionada principalmente com o perfil não adequado dos profissionais e a carência de muitos deles, particularmente o médico.

Apesar de avanços importantes nas formulações, implantações e implementações de políticas de saúde para APS no contexto do SUS, ainda há que se investir em estruturas físicas, equipamentos e políticas de gestão de pessoas e de formação profissional para a APS.

▬ Atividades

1) Um dos atributos da Estratégia Saúde da Família (ESEF) refere-se à "porta de entrada do sistema". No entanto, embora haja uma grande preocupação com a equidade do acesso, não existe nenhuma referência em relação ao trabalhador ou doenças relativas ao trabalho. Como você entende esse problema de saúde? Como pode ser garantido o acesso aos trabalhadores?

Gabarito: As Unidades Básicas de Saúde (UBS) devem considerar a população trabalhadora e organizar horários específicos de funcionamento para o acompanhamento. Outra questão a ser considerada refere-se ao reconhecimento de empresas com características que se desdobram em necessidades de saúde dentro do território da UBS, o que implica em organizar ações específicas para os trabalhadores nesses locais.

2) Os problemas relativos à mortalidade materna e infantil ainda se colocam como problemas de saúde a serem superados. Os serviços de Atenção Primária à Saúde (APS), por meio, principalmente, das equipes de ESF, têm investido bastante na busca da qualidade do pré-natal. Como você vê o papel da equipe de ESF na coordenação do cuidado à gestante durante o trabalho de parto, considerando que as mortes se relacionam principalmente ao momento do parto, que, em sua maioria, ocorrem dentro dos hospitais?

Gabarito: Como a coordenação do cuidado não termina no serviço de APS, a equipe deve organizar formas de acompanhar e monitorar o caminho da gestante ao parto, assim como seu retorno imediato no pós-parto. Hoje existem experiências bem-sucedidas que preconizam ações específicas para garantir essa coordenação do cuidado. A visita e o reconhecimento da equipe hospitalar durante o pré-natal, assim como o uso de tecnologia por meio de celular para acompanhar e apoiar a gestante se constituem em instrumentos importantes para evitar a peregrinação da gestante pelas maternidades. Outro instrumento importante é a visita domiciliar na primeira semana para puérpera e o recém-nascido.

▬ Leituras sugeridas

Castanheira ELR, Nemes MIB, Almeida MAS, Puttini RF, Soares ID, Nasser MA, Caldas-Junior AL, et al. QualiAB: desenvolvimento e validação de uma metodologia de avaliação de serviços de atenção básica. Saúde Soc. 2011; 20(4): 935-947.

Cecílio LCO, Andreazza R, Carapinheiro G, Araújo EC, Oliveira LA, Andrade MGG, et al. A atenção básica à saúde e a construção das redes temáticas de saúde: qual pode ser o seu papel? Ciência Saúde Col. 2012; 17(11):2893-2902.

Giovanella L, Mendonça MHM. Atenção primária à saúde. In: Giovanella L, Escorel S, Lobato LVC, Noronha JC, Carvalho AI (Orgs.). Política e sistema de saúde no Brasil. Rio de Janeiro: Editora Fiocruz, 2008. p. 575-626.

Luppi CG, Andrade MC, Simões O, Pinho VP. Atenção primária à saúde/atenção básica. In: Ibañez N, Elias PEM, Seixas PHD (Orgs.). Política e gestão pública em saúde. São Paulo: Editora Hucitec – Cealag, 2011. p. 332-353.

Starfield B. Atenção primária: equilíbrio entre necessidades de saúde, serviços e tecnologia. Tradução Fidelity Translations. Brasília: UNESCO, Ministério da Saúde, 2002.

Abordagem centrada no paciente na atenção primária

*Danielle Bivanco-Lima e
Juliana de Carvalho Moura*

Objetivos

- Apresentar o conceito e os componentes da abordagem centrada no paciente.
- Discutir a importância da abordagem centrada no paciente no contexto da Atenção Primária à Saúde (APS).

Introdução

A **APS** é o nível que possibilita o acesso e a porta de entrada ao sistema de saúde, com enfoque em prevenção e promoção de saúde, além do cuidado de agravos prevalentes na população. Dessa maneira, é contexto privilegiado para atenção aos indivíduos e famílias, articulando um cuidado com excelência técnica, baseado nas evidências científicas mais atuais e a individualização desse mesmo cuidado, baseado nas competências culturais dos profissionais de saúde, nos valores dos sujeitos que buscam o cuidado à saúde e na valorização da sua dimensão subjetiva e no exercício dos seus direitos.

Portanto, é necessário utilizarmos estratégias para garantir o cuidado à saúde, de modo que o exercício da clínica ampliada seja efetivo, articulando os diversos saberes entre profissionais de saúde, usuários e suas famílias.

Abordagem centrada no paciente

A abordagem centrada no paciente integra quatro componentes ao atendimento de saúde:

1) A percepção do indivíduo sobre a própria saúde e o adoecimento (do inglês, *illness*).

2) A compreensão do indivíduo como um todo (análise dos contextos proximais e distais do indivíduo).

3) A construção de caminho comum (baseado em orientação detalhada e decisão compartilhada do plano terapêutico ou de manejo e investigação).

4) O fortalecimento da relação entre o profissional de saúde e o usuário (construindo uma relação terapêutica horizontal e de empoderamento).

Nos próximos itens você verá em detalhes os quatro componentes do atendimento à saúde.

A abordagem centrada no paciente ou na pessoa é o método clínico que integra aspectos de comunicação e de estruturação do atendimento, rediscute a relação de poder no cuidado à saúde e amplia o olhar sobre o processo saúde-doença e suas múltiplas influências no indivíduo e sua família.

Primeiro componente: explorar doença, saúde e experiência do adoecimento para o indivíduo

O indivíduo que procura atendimento em saúde na APS apresenta invariavelmente uma história de vida, um contexto sociocultural construído com sua família e seus relacionamentos, a partir de suas vivências, relações interpessoais e sua profissão (quando adulto). Esse percurso o leva a construir de forma dinâmica significados e percepções, junto a seus valores e visão de mundo, quanto a sua saúde e seu adoecimento. A partir disso, surgem medos, preocupações, variados sentimentos (raiva, culpa, vergonha, ansiedade, tristeza, alívio), ideias e expectativas sobre a saúde e a doença.

Embora a antropologia médica investigue alguns padrões de significados construídos em torno de fenômenos de saúde e doença, esses significados podem ser partilhados por grupos de indivíduos ou seres individuais. Essas concepções de saúde e doença influenciam de forma perceptível o cuidado à saúde e a construção das relações entre profissionais de saúde e usuários.

Para que você perceba as afirmações que acabou de ler, vamos apresentar um estudo de caso.

Caso 1

Jonas tem 63 anos, é casado, tem cinco filhos e é mestre de obras (ainda trabalhando). Jonas acredita que estar saudável é ser capaz de trabalhar e sustentar sua família. Fica bastante irritado quando precisa faltar ao trabalho, principalmente quando se destina a atividades que ele considera burocráticas, como agendar consultas ou exames. Jonas realiza acompanhamento para hipertensão arterial sistêmica e diabetes melito e faz uso de medicamentos por via oral.

> Ele se preocupa bastante quando apresenta hipoglicemias, pois tem medo de cair durante o seu trabalho, o que pode arriscar sua vida (afinal utiliza andaimes para construções de casas e prédios). Por isso, prefere "deixar sua diabetes um pouco mais para alta" para não se sentir mal durante o trabalho. Ficou muito envergonhado em uma situação na qual teve uma hipoglicemia no horário de trabalho e "desfaleceu como uma mocinha", conforme seu relato.

No Caso 1, fica evidente que, para Jonas, estar saudável é poder trabalhar e sua doença carrega sentimentos de medo e vergonha em relação aos seus efeitos.

A percepção do adoecimento pode apresentar quatro aspectos: ideias, sentimentos, efeitos na função do paciente e expectativas.

Embora as doenças apresentem quadro clínico e uma sistematização científica dos sintomas possíveis, cada indivíduo apresenta uma percepção única e pessoal. Por exemplo, duas pessoas com rinite alérgica podem apresentar obstrução nasal, espirros recorrentes e rinorreia aquosa. O usuário com rinite que é caminhoneiro (dirige à noite e tem que percorrer longas distâncias dirigindo) pode se incomodar mais com a sonolência diurna, devido à obstrução nasal que piora a qualidade do sono. A usuária adolescente e modelo fotográfica, pode se incomodar mais com a rinorreia aquosa que atrapalha o seu trabalho de modelo e a vermelhidão de limpar o nariz constantemente. Essas descrições refletem efeitos na função totalmente diferentes para indivíduos com a mesma doença e podem refletir em diferentes ênfases no tratamento também, para reduzir o desconforto de cada um.

As expectativas dos usuários frente ao atendimento são de grande importância. Essas expectativas são geralmente múltiplas e se referem a necessidades específicas e não a um desejo geral de melhorar ou se curar. Alguns usuários gostam de receber informações detalhadas sobre as causas de um sintoma ou doença ou sobre medicamentos, outros desejam ser tranquilizados, outros, ainda, desejam realizar exames para confirmações diagnósticas ou exclusão de doenças graves. As expectativas devem ser elucidadas para haver uma adaptação da fase de finalização do atendimento em relação às orientações e decisões compartilhadas.

A finalização do atendimento deve incluir as informações que o paciente anseia (caso possível) e focar na expectativa do usuário, principalmente no caso das expectativas serem frustradas (p. ex., no caso do usuário que deseja parar de utilizar medicações). Nesses casos, é de essencial importância a explicação detalhada do motivo pelo qual a expectativa não poderá ser implementada.

Há estudos que mostram que, em 31% dos atendimentos, a prioridade do paciente não coincide com a prioridade do profissional de saúde.

Caso o usuário não explicite sua percepção de saúde e adoecimento espontaneamente durante o atendimento, o profissional de saúde deve pesquisar ativamente, com detalhamento dos quatro componentes da percepção: ideias, sentimentos, efeitos na função e expectativas. Também é importante conhecer a perspectiva sobre saúde do paciente, pois essas ideias podem variar, assim como os aspectos que cada indivíduo valoriza mais (p. ex., indivíduos idosos frequentemente relatam que a perda da autonomia é um dos aspectos mais preocupantes do envelhecimento e que se consideram saudáveis na medida em que se apresentam autônomos).

Segundo componente: compreender o indivíduo como um todo, em seus contextos

A compreensão do contexto dos usuários inclui os contextos mais proximais, como a estrutura e a dinâmica familiar e de relacionamentos próximos, amigos, ou o contexto de trabalho e lazer (Caso 2). Ainda, inclui contextos mais distais como as comunidades em que as pessoas estão inseridas, a cultura local e a posição socioeconômica do usuário (Caso 3).

A estrutura e a dinâmica familiar podem influenciar positivamente, de forma neutra ou negativa o cuidado com a saúde e doenças dos indivíduos. A cultura das famílias pode exacerbar comportamentos de cuidado à saúde ou ainda hábitos de vida nocivos à saúde, como falta de atividade física, má alimentação, uso de álcool e tabaco, hábito relacionado ao tempo assistindo televisão e falta de procura por serviços de saúde e realização de exames. Um exemplo disso pode ser visto em estudos que evidenciam que o ensino da religião na infância é um fator protetor para uso pesado de drogas.

A qualidade das relações humanas, resultando em suporte social e apoio em momentos de crise ou adoecimento, também é um importante fator a ser conhecido nos indivíduos e famílias (Caso 2). O suporte social é um importante fator para prevenção do uso pesado de drogas na infância, por exemplo. Essas informações quanto a indivíduos e famílias nem sempre ficam evidentes na primeira consulta, contudo, como a APS apresenta como forte atributo a longitudinalidade de ações e cuidado à saúde, vão se tornando claras e acessíveis, no caso do profissional saber valorizá-las ou questioná-las.

O estresse e outros fatores relacionados ao trabalho e seu contexto também podem estar fortemente associados ao processo saúde-doença e ao comportamento de cuidado à saúde, como vimos no Caso 1.

Caso 2

Joana tem 18 anos, é solteira, mora com os pais e acabou de entrar na universidade para cursar direito (contexto). Está com a menstruação atrasada e sente medo de estar grávida (sentimento e ideia, componente do *illness*), por isso procura atendimento para realizar exame confirmatório para gravidez (expectativa, componente do *illness*). Ela está saindo com um rapaz da sua faculdade chamado Rafael e teve relações desprotegidas há algumas semanas.

Abordagem centrada no paciente na atenção primária

> Estava utilizando anticoncepcional, mas tomou de forma irregular e sente-se muito culpada (sentimento, componente do *illness*). A situação toda está deixando Joana extremamente estressada, sem conseguir se concentrar para provas e aulas (efeitos na função, componente do *illness*), pois seus pais são muito católicos e vão desaprovar toda a situação, principalmente pelo parceiro de Joana ser judeu (contexto familiar). Joana está com medo de ser expulsa de casa e de não poder continuar a estudar, pois seu pai a ajuda a pagar a faculdade. Joana trabalha como vendedora em loja de roupas, mas não consegue sustentar-se sozinha (contexto) e, também, não sabe como será a reação do seu empregador, caso esteja mesmo grávida, e teme ser demitida. Não contou a situação a Rafael porque não estão namorando e tem medo de afastar ele com a notícia. Joana gosta muito dele e gostaria que namorassem. Não contou para ninguém e sente-se muito triste e assustada. Joana já teve depressão anteriormente, que foi tratada há um ano com fluoxetina, e uma tentativa de suicídio prévia por ingestão de múltiplos comprimidos.

Caso 3

> Maria Aparecida tem 57 anos, é casada e tem dois filhos. Mora somente com seu esposo Rubens, em um bairro bastante violento, onde há importante influência do tráfico de drogas. Maria apresenta sobrepeso, diabetes melito, dislipidemia e hipertensão arterial que, neste momento, estão descompensados. O médico solicita que Maria realize caminhadas e tente emagrecer, mas como está desempregada e seu esposo, que é vigia noturno, é quem está sustentando a família, não tem condições de comprar alimentos integrais, frutas, legumes e verduras, pois seu aluguel consome grande parte da renda familiar. Maria tem muito medo de andar sozinha no bairro em que mora pela violência. Só anda quando o marido está junto.

Terceiro componente: construção de caminho comum — fase de finalização da consulta, orientações e decisão compartilhada

A finalização da consulta ou atendimento de saúde é o momento chave do encontro entre profissionais de saúde e usuários, pois está relacionado com grande parte das expectativas dos usuários quanto às informações e condutas relacionadas a causas de sintomas ou doenças, ou à necessidade de investigação de sintomas ou doenças, tratamentos e opções terapêuticas ou, ainda, à manutenção de saúde e atitudes preventivas (relacionadas às consultas de rastreamento ou *check-up*). Grande parte da graduação dos profissionais de saúde está direcionada à construção de competências do manejo de condições e situações, mas pouco se ensina do processo de finalização da consulta, de como orientar e quanta informação dividir com o usuário.

Neste momento do atendimento, conhecer a percepção do usuário (especialmente as ideias e expectativas) apoia o direcionamento das informações no final da consulta (principalmente a ênfase dada), e conhecer os contextos do usuário nos possibilita a conhecer as barreiras e fortalezas para a condução do atendimento, em cada caso. Afinal, cada ser humano é único e, embora a medicina baseada em evidências tenha possibilitado inegáveis

Há estudos de que a satisfação do usuário, ao final de atendimento, se relaciona ao resultado alcançado, à maior quantidade de informação discutida e à qualidade da comunicação entre médico e paciente.

avanços na saúde das populações, as evidências necessitam ser traduzidas para a vida de cada pessoa e adaptadas a sua realidade para possibilitar a adesão.

No componente de construção de caminho comum, com orientação apropriada e decisão compartilhada, é necessário discutir as prioridades no cuidado. Dessa maneira, é essencial verificar as prioridades do paciente e dividir as prioridades do profissional de saúde, garantindo que ambas serão abordadas no atendimento. Além das prioridades, é essencial discutir os problemas detectados no atendimento, explicando hipóteses diagnósticas, novos sintomas a serem investigados, alterações de exames laboratoriais, achado de complicações ou alterações no exame físico.

Também é parte integrante da finalização do atendimento, discutir as opções terapêuticas ou de investigação e/ou manejo de sintomas, agravos ou preocupações em relação à saúde, incluindo o paciente no processo decisório e solicitando opiniões e verificando expectativas e preferências dos usuários (Caso 4). Junto as expectativas e opiniões, é necessário checar barreiras para a adoção de plano terapêutico ou de investigação, como a dificuldade de aderir a realização de exame que necessita de acompanhante (os que envolvem sedação ou anestesia).

> É importante dividir com o paciente a lista de problemas e hipóteses diagnósticas construída com base no raciocínio clínico ao final do atendimento de saúde.

Caso 4

Julia tem 23 anos e procura atendimento por obesidade grau 3 (índice de massa corporal maior do que 40 kg/m2), solicitando avaliação para cirurgia bariátrica (expectativa). Refere que medicamentos não funcionam para ela, pois já utilizou tudo que existe no mercado e já tentou todas as dietas disponíveis sem ter sucesso. Nos exames realizados no último semestre, foi verificado que Julia apresenta pré-diabetes (confirmado em dois exames). Nesse momento, o médico explica o diagnóstico de pré-diabetes, detalhando o aumento de resistência à insulina e a redução da função do pâncreas. Julia pergunta quais são as opções terapêuticas, pois não aguenta mais fazer dieta. O médico explica a necessidade da realização de atividade física, como uma boa opção terapêutica, e explica a possibilidade do uso de *metformina* ou de *orlistat*, explicando a forma de ação dos medicamentos, de forma sucinta. Julia diz, então, que prefere o *orlistat*, pois as vezes "cai de boca em uma fritura" e que aceita fazer exercício pois se sente melhor quando caminha (aceitação do plano e checagem das preferências), mas em seguida questiona sobre o preço do medicamento (barreira a adesão), explicando que está desempregada e gostaria de algo que "tenha no posto". Assim, Julia e seu médico finalizam o atendimento com o plano de iniciar o uso de *metformina* e a atividade física. Planejaram a execução de caminhadas diárias e a troca do medicamento para *orlistat* quando Julia conseguir emprego. Nesse momento, o médico não insistiu na realização de dietas, devido ao "cansaço de fazer dietas" (adequação ao *illness*). Agendaram o retorno com o enfermeiro da equipe em um mês para nova avaliação.

Quarto componente: o fortalecimento do vínculo entre profissional de saúde e o usuário

O quarto componente da abordagem centrada no paciente é uma característica relacionada aos valores e aspectos atitudinais no cuidado à saúde. É de extrema importância, embora não haja ações e estratégias práticas relacionadas ao componente. O ato do atendimento, do usuário poder falar e refletir sobre sua situação, sobre suas preocupações e sua vida leva à construção de uma nova narrativa e uma nova visão sobre seu processo saúde-doença, podendo gerar reflexão sobre suas escolhas, as práticas deletérias a saúde, as ações de autocuidado, as situações estressantes, entre outros.

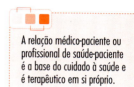

A relação médico-paciente ou profissional de saúde-paciente é a base do cuidado à saúde e é terapêutico em si próprio.

Para isso, o cuidado para com a construção do relacionamento entre profissional de saúde e usuário é fundamental. Por se tratar de um momento de interação e comunicação humana, é uma forma de contato entre dois seres humanos e diferentes histórias de vida, valores, visões de mundo, com possibilidades de diferentes contatos. Em diversas ocasiões as relações de poder entre profissional de saúde e usuário são bastante desiguais, pois uma parte dos profissionais de saúde desvaloriza o conhecimento do usuário e seu saber do mundo e da vida. Dessa maneira, alguns profissionais se percebem como detentores da verdade e olham para os usuários como páginas em branco a serem educadas para a saúde, praticando a educação bancária em termos de saúde.

O objetivo do quarto componente da abordagem centrada no paciente é exatamente a valorização do usuário como sujeito das ações de saúde, de seu autocuidado e detentor de direitos sobre seu próprio corpo, de suas decisões, de seu estilo de vida e com autonomia plena para participar do processo decisório o quanto desejar e lhe convier no atendimento em saúde. No entanto, na abordagem centrada no paciente, o paciente enquanto ser de direitos iguais ao profissional de saúde é um pressuposto nas quais todas as ações de saúde se baseiam.

Considerações finais

A abordagem centrada na pessoa ou no paciente é o método clínico que incorpora e valoriza a perspectiva do usuário e seu contexto de vida no atendimento à saúde, na construção de relação entre profissional de saúde e usuário baseado nos direitos humanos e dos pacientes, culminando em um processo de cuidado à saúde de forma compartilhada, com processo decisório conjunto e emancipação e empoderamento dos sujeitos envolvidos.

Atividades

1) Joana, 27 anos, procurou atendimento na unidade básica de saúde (UBS) em razão de uma dor de cabeça que dura 5 dias e a faz se preocupar com a possibilidade de ser um "derrame". A dor é em aperto de moderada intensidade na região bitemporal, que piora no final da tarde e à noite. Gostaria de fazer um exame para descobrir a causa dessa dor de cabeça. Na semana passada seu padrinho faleceu por motivo de acidente vascular cerebral (AVC) e depois do velório, Joana passou a apresentar os sintomas de cefaleia. Quais componentes da abordagem centrada no paciente estão descritos no caso de Joana?
   a) Decisão compartilhada e relação médico-paciente horizontal.
   b) Percepção do indivíduo sobre saúde e doença e compreender o indivíduo como um todo.
   c) Compreender o indivíduo como um todo e decisão compartilhada.
   d) Relação médico-paciente horizontal e percepção do indivíduo sobre saúde e doença.
   e) Percepção do indivíduo sobre saúde e doença e decisão compartilhada.

   Gabarito: b

2) Rubens, 56 anos, procurou atendimento na Atenção Primária para realizar controle de hipertensão arterial e dislipidemia. Ao final do atendimento foi observado que seus níveis pressóricos estavam descompensados e que seus níveis de colesterol estavam elevados. O enfermeiro que estava atendendo Rubens agendou consulta com o médico e discutiu com Rubens a importância de realizar caminhadas e modificar seus hábitos alimentares. Rubens aceitou começar caminhadas, mas disse que não consegue fazer dieta nesse momento, pois perdeu o emprego há 15 dias, ainda está muito chateado e "não está com cabeça para passar fome". O enfermeiro realizou orientação sobre como iniciar exercícios sem se lesionar e ofereceu meta inicial de 150 minutos por semana. Rubens aceitou o plano. Quais componentes da abordagem centrada no paciente estão descritos no caso de Rubens?
   a) Decisão compartilhada e relação médico-paciente horizontal.
   b) Percepção do indivíduo sobre saúde e doença e compreender o indivíduo como um todo.
   c) Compreender o indivíduo como um todo e decisão compartilhada.
   d) Relação médico-paciente horizontal e percepção do indivíduo sobre saúde e doença.
   e) Percepção do indivíduo sobre saúde e doença e decisão compartilhada.

   Gabarito: c

Leituras sugeridas

Stewart M, Brown JB, Weston WW, McWhinney IR, McWilliam CL, Freeman TR. Patient-Centered Medicine: transforming the clinical method. 3rd ed. London/New York: Radcliffe Publishing, 2014.

Tomsik PE, Witt AM, Raddock ML, DeGolia P, Werner JJ, Zyzanski SJ, et al. How well do physician and patient visit priorities align? J Fam Pract. 2014;63(8):E8-E13.

Dalgalarrondo P, Soldera MA, Corrêa Filho HR, Silva CAM. Religião e uso de drogas por adolescentes. Rev Bras Psiquiatr. 2004;26(2):82-90.

Soldera M, Dalgarrondo P, Corrêa Filho HR, Silva CAM. Uso de drogas psicotrópicas por estudantes: prevalência e fatores sociais associados. Rev Saúde Púb. 2004; 38(2):227-83.

Bowling A, Rowe G, McKee M. Patients' experiences of their healthcare in relation to their expectations and satisfaction: a population survey. J R Soc Med. 2013; 106:143-149.

Apoio matricial e Núcleo de Apoio à Saúde da Família (NASF)

*Patrícia Martins Montanari e
Marta Campagnoni Andrade*

 Objetivos

- ✓ Compreender o apoio matricial.
- ✓ Apresentar as características e conceitos fundamentais do Núcleo de Apoio à Saúde da Família (NASF).
- ✓ Relacionar o NASF e a equipe de saúde.

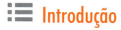 **Introdução**

As situações de saúde e adoecimento em nosso país são muito variadas, pois a população apresenta uma pluralidade de agravos à saúde, somados aos problemas de violência, sofrimento mental, pobreza, uso abusivo de drogas lícitas e ilícitas, acidentes externos, entre outros. Essa realidade tão complexa requer diversos olhares e saberes, em que diferentes profissionais possam dialogar e entender as necessidades dos pacientes e propor o tratamento mais adequado e resolutivo.

Com o objetivo de ampliar o escopo das ações de saúde das Equipes de Saúde da Família (ESF), foi criado o NASF, composto por profissionais de diferentes categorias e áreas do conhecimento, que desenvolvem suas ações com base no apoio matricial, de maneira integrada junto às ESF e equipes de Atenção Básica (AB).

O apoio matricial ou matriciamento consiste no suporte assistencial e técnico-pedagógico aos profissionais que compõem a ESF, que considera também os princípios fundamentais do Sistema Único de Saúde (SUS) e a territorialização e a educação permanente em saúde (a integralidade), sendo considerado um mecanismo facilitador do trabalho interprofissional. Apesar de estar vinculado à AB, o NASF não é a porta de entrada do sistema de saúde e nem tão pouco se constitui em um serviço.

As ações diretas e conjuntas com a ESF no território consistem na capacidade de reconhecimento, análise e intervenção sobre os problemas de saúde – tanto clínicos como sanitários. Isso remete ao princípio da integralidade: responsabilização compartilhada entre a equipe do NASF e as ESF, garantindo maior resolubilidade e, quando necessário, melhor adequação no encaminhamento aos demais níveis de atenção em saúde, com base nos processos de referência e contra referência, atuando no fortalecimento do seu papel de coordenação do cuidado nas Redes de Atenção à Saúde (RAS).

Núcleo de Apoio à Saúde da Família

Os NASF foram regulamentados pelo Ministério da Saúde por meio da Portaria do Gabinete do Ministro (GM) nº 154, de 24 de janeiro de 2008, e representam um dispositivo de ativar comunicação, conhecimentos compartilhados e corresponsabilização pelo atendimento integral em saúde.

O NASF está organizado em duas modalidades: NASF 1 e NASF 2. A composição profissional de cada uma delas é definida pelos gestores municipais, a partir dos dados epidemiológicos e das necessidades locais das equipes de saúde que serão apoiadas.

As categorias profissionais que compõem o NASF 1 e 2, segundo o Código Brasileiro de Ocupações (CBO), são: Médico Acupunturista, Assistente Social, Profissional/Professor de Educação Física, Farmacêutico, Fisioterapeuta, Fonoaudiólogo, Médico Ginecologista/Obstetra, Médico Homeopata, Nutricionista, Médico Pediatra, Psicólogo, Médico Psiquiatra, Terapeuta Ocupacional, Médico Geriatra, Médico do Trabalho, Médico Veterinário, Profissional Arte Educador e Sanitarista.

É importante observar que a diferença entre o NASF 1 e 2 está na diversidade de categorias profissionais que os compõem, pelo menos 5 e 3 das categorias, respectivamente, e também pelo número de ESF às quais dá retaguarda: de 8 a 20 equipes no NASF 1, e até 3 equipes no NASF 2. Recentemente (Portaria GM nº 3.124/2012), foi criado um NASF para atender municípios de pequeno porte, com uma ou duas ESF.

Apoio matricial

O processo de trabalho do NASF, isto é, apoio matricial ou matriciamento, possui algumas ferramentas fundamentais que caracterizam e materializam o trabalho colaborativo entre as equipes NASF e ESF. São elas: a clínica ampliada, o Projeto Terapêutico Singular (PTS) e o Projeto de Saúde no Território (PST).

A expressão "apoio" é central na proposta do NASF, como complemento no processo de trabalho das ESF. Assim, a base de atividades e procedimentos é a construção da corresponsabilidade pelo projeto de saúde coletivo e individual entre profissionais e usuários.

Apoio matricial e Núcleo de Apoio à Saúde da Família (NASF)   169

O apoio matricial agrega à assistência, responsável por produzir ação clínica direta com os usuários, ações técnico-pedagógicas para suporte educativo com e para a equipe, constituindo-se também em um processo de educação permanente (Quad. 19.1).

QUADRO 19.1 ■ Suportes oferecidos pelo apoio matricial

Suporte assistencial	Suporte técnico-pedagógico
Contratado com as equipes	Capacidade da equipe para reconhecer e utilizar os critérios de risco e prioridade adequados aos encaminhamentos
Atendimentos prolongados ou crônicos	Diminuição dos encaminhamentos de usuários de tratamento temporário
Atendimentos temporários	Discussão de temas teóricos
Consultas para exclusão diagnóstica	Atendimentos compartilhados

*Fonte:*Mendes, 2009.

Clínica ampliada

A clínica ampliada é direcionada a todos os profissionais e ajusta os recortes teóricos de cada profissão às necessidades dos usuários. A discussão em equipe de casos clínicos, principalmente os mais complexos, é um recurso clínico e gerencial importante, aliando, assim, o que cada profissão faz de acordo com seu núcleo profissional.

Projeto Terapêutico Singular

O PTS elenca propostas de condutas terapêuticas articuladas para um sujeito individual ou coletivo, resultado da discussão coletiva de uma equipe interdisciplinar, com apoio matricial, se necessário. Geralmente é dedicado a situações mais complexas.

> O PTS é uma variação da discussão de caso clínico.

Representa um momento em que toda a equipe compartilha opiniões e saberes na tentativa de ajudar a entender o sujeito com alguma demanda de cuidado em saúde e, consequentemente, para a definição de propostas de ações.

Projeto de Saúde no Território

O PST inicia-se pela identificação de uma área e/ou população vulnerável ou em risco. Essa identificação pode acontecer a partir de um caso clínico, que chame a atenção da equipe, por exemplo, uma mulher com "marcas de queda" e que pode ser vítima de violência doméstica. Deve ainda ter

O PST auxilia o fortalecimento da integralidade do cuidado à medida que trabalha com ações vinculadas à clínica, à vigilância e à promoção da saúde.

foco na promoção da saúde, na participação social e na intersetorialidade, com a criação de espaços coletivos de discussão, nos quais sejam analisadas a priorização das necessidades de saúde, os seus determinantes sociais, as estratégias e os objetivos propostos para a sua abordagem.

É no espaço coletivo que a comunidade, suas lideranças e membros de outras políticas e/ou serviços públicos presentes no território poderão se apropriar, reformular, estabelecer responsabilidades, pactuar e avaliar o projeto de saúde para a comunidade.

Outros instrumentos também são utilizados de acordo com a necessidade de saúde e/ou dinâmica do usuário/território, como a interconsulta, a consulta conjunta ou compartilhada, a visita domiciliar (VD), o genograma e o ecomapa.

A interconsulta consiste em uma modalidade de atendimento em que pelos menos dois profissionais se revezam no mesmo atendimento ao paciente e/ou família. Em geral, médico e enfermeiro, no caso das ESF, e um desses e outro profissional do NASF.

A consulta compartilhada reúne pelo menos dois profissionais, tanto da ESF como do NASF no mesmo atendimento, na unidade ou em domicílio. Nessa modalidade, a consulta de enfermagem, em uma perspectiva integral, gera o compartilhamento entre os profissionais.

A visita domiciliar é uma estratégia de monitoramento das condições de vida, saúde e doença, fundamental para o diagnóstico e terapêutica e também de apoio matricial, podendo ser dividida em:

- **Atendimento domiciliar** – conjunto de ações de cuidado realizadas no domicílio, com complexidade de nível ambulatorial.

- **Internação domiciliar** – semelhante ao item anterior, mas, em maior nível de complexidade. Nesse caso, são incorporadas tecnologias, recursos humanos, medicamentos e materiais semelhantes aos encontrados em um hospital.

- **Visita domiciliar** – contato entre serviço e população, buscando identificar riscos e demandas e desenvolver ações de educação e orientação para a saúde. Favorece em cada paciente e família a gestão de seu próprio cuidado, por meio do estabelecimento de metas negociadas por ambas as partes.

O genograma, também conhecido como diagrama familiar, é um tipo de árvore genealógica que se concentra na geração ascendente imediata (pai e mãe) e seguinte (avós paternos e maternos). Se for possível acrescentar informações de mais gerações de familiares, melhor. A essas relações de parentesco básico acrescentam-se hipóteses clínicas e histórias médicas das pessoas para entender que determinado problema pode ter tido uma origem anterior. Os genogramas têm sido utilizados por diversos profissionais de saúde e também pela ESF, pois trabalham a abordagem familiar-sistêmica, e, por ser uma representação, utiliza alguns símbolos padronizados, como você pode ver na Figura 19.1.

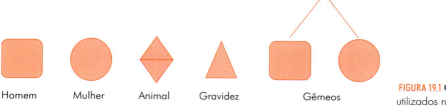

FIGURA 19.1 ■ Símbolos utilizados nos genogramas.

Homem   Mulher   Animal   Gravidez   Gêmeos

Considerações finais

No cotidiano da AB, o apoio matricial se traduz em consultas compartilhadas e em discussão de casos em espaços específicos, como em reuniões de equipe e em discussões informais entre os profissionais da ESF e os profissionais do NASF.

Cada categoria profissional apresenta seu entendimento e seu escopo de ação no âmbito do NASF, que remete à colaboração e interprofissionalidade, já que as orientações de dada área mais específica são partilhadas e trabalhadas em conjunto.

▬ Atividades

1) Leia o trecho a seguir sobre a história de uma família:

Mulher, casada, 39 anos, primeiro grau incompleto, profissão do lar. Tem diabetes melito (DM). Tem quatro filhos: o mais velho (23 anos) é casado e tem 3 filhos com 4 anos, 2 anos e 7 meses; uma filha falecida aos 4 anos de pneumonia; um rapaz de 15 anos, usuário de drogas; e uma adolescente de 12 anos. Seus pais são falecidos – a mãe de hipertensão arterial sistêmica (HAS) e DM aos 64 anos e o pai de DM aos 54 anos (sic). Ela tem cinco irmãos, sendo três já falecidos, um aos 31 anos de síndrome da imunodeficiência adquirida (Aids), outro aos 21 anos por acidente vascular cerebral (AVC) e outro aos 22 anos por acidente de trânsito. Tem um irmão com 31 anos que é etilista e presidiário. Sua outra irmã, de 33 anos, também é etilista, faz uso de drogas, é portadora do vírus da imunodeficiência humana (HIV) e casada com um portador de HIV, também etilista e usuário de drogas, com o qual tem quatro filhos, sendo que três deles se encontram em um Centro de Acolhida (sob custódia); a outra filha, mais velha, mora com a avó paterna.

Agora, com as informações lidas, construa o genograma da família relatada acima.

Gabarito:

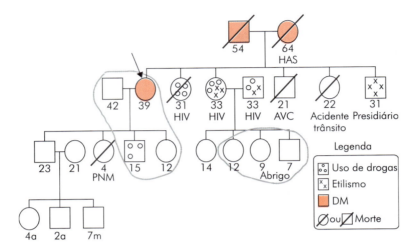

2) Faça a avaliação familiar do genograma que acabou de construir, destacando fatores de risco biológicos, ambientais e psicossociais.

Gabarito: A avaliação do genograma indica predominância de riscos psicossociais e ambientais, além de genéticos, com forte tendência a manifestação de diabetes e hipertensão em irmãos e/ou filhos, bem como, HIV e suas complicações, podendo evoluir até a Aids. Quanto aos fatores psicossociais, tende a ocorrer repetição de usuários de drogas e etilistas. Esses problemas psicossociais tendem a provocar consequências no ambiente familiar, como problemas matrimoniais e relações tumultuosas entre os membros da família. O fato de possuir irmão presidiário e sobrinhos separados da família, pode indicar desagregação familiar. Os ciclos de vida dessa família compreendem quatro gerações, com mortes prematuras acentuando-se a partir da terceira geração em membros bastante jovens e ligadas a fatores constitucionais ou hereditários, como o AVC, que provocou a morte de um dos irmãos, mas principalmente dos fatores comportamentais como uso de álcool e drogas que também apresentam tendência a repetir-se na família. Problemas relacionados à conduta parecem contribuir para o afastamento familiar entre irmãos e entre tios e sobrinhos. É uma família nuclear, ainda jovem, mas que já experimenta a emancipação de alguns filhos e convive ao mesmo tempo com filhos adolescentes, entre eles um usuário de drogas, o que leva a situações estressantes na família. O uso do álcool é considerado mais comum entre homens, mas nessa família manifestou-se na segunda geração em dois dos filhos do casal, um homem e uma mulher.

Leituras sugeridas

Ministério da Saúde, Secretaria de Atenção à Saúde, Departamento de Atenção Básica. Diretrizes do NASF: Núcleo de Apoio a Saúde da Família. Brasília: Ministério da Saúde, 2010.

Ministério da Saúde, Secretaria de Atenção à Saúde, Departamento de Atenção Básica. Política Nacional de Atenção Básica (PNAB). Brasília: Ministério da Saúde, 2012.

Monken M, Barcellos C. Vigilância em saúde e território utilizado: possibilidades teóricas e metodológicas. Cad Saúde Púb. 2005; 21(3):898-906.

Acolhimento e classificação de risco na Atenção Primária à Saúde

*Christiane Herold de Jesus e
Nivaldo Carneiro Junior*

Objetivos

- Identificar os principais aspectos da Política Nacional de Humanização (PNH) do Ministério da Saúde (MS) do Brasil.
- Compreender o que se denomina acolhimento em saúde e sua importância na Atenção Primária à Saúde (APS).
- Entender o que é classificação de risco na assistência à saúde e suas particularidades na APS.

Introdução

No processo de consolidação do Sistema Único de Saúde (SUS), visando à organização dos serviços e ao aprimoramento das práticas assistenciais que garantam o acesso da população, respondendo de forma efetiva às suas demandas e necessidades, o MS lançou a PNH, em 2003. Nesse contexto, o acolhimento e a classificação de risco aparecem como importantes estratégias na assistência à saúde dos indivíduos e/ou grupos populacionais que acessam as unidades de saúde do SUS.

A seguir, você verá, de forma detalhada, a importância da PNH e as funções da classificação de risco e do acolhimento na APS.

Política Nacional de Humanização

A PNH apresenta eixos norteadores para os serviços do SUS, que se fundamentam no respeito às diferenças e na valorização das demandas e necessidades dos indivíduos e da população em geral, estabelecendo compromisso e responsabilização dos profissionais, assim como dos responsáveis pela gestão dos serviços no cuidado em saúde.

Nessa perspectiva, a PNH enfatiza a importância do trabalho multiprofissional e em equipe, envolvendo, desse modo, todos os que trabalham na assistência, no apoio administrativo e na gerência. Propicia uma reorganização dos fluxos internos (recepção, agendamentos, fluxogramas, consultas, etc.) e dos estabelecimentos de referência que possam apoiar e complementar as diferentes necessidades que surgem no processo de cuidado em saúde.

Humanização diz respeito à relação entre o cidadão e a equipe de saúde, que é orientada para o respeito, o acolhimento e a abordagem integral do cuidado, contribuindo para a produção da saúde.

Acolhimento e classificação de risco

Desde o momento de entrada do paciente na unidade de saúde, o olhar atento, respeitoso e interessado pela(s) sua(s) queixa(s), dúvida(s) e preocupação(ões) deve ser o eixo norteador da atenção à saúde, garantindo, assim, a resposta efetiva. Ainda que o serviço não tenha condições de resolver determinadas demandas, a orientação e o encaminhamento dados devem ser satisfatórios, integrais e resolutivos. A esse processo denominamos **acolhimento**. Para seu êxito é necessária uma organização do serviço, envolvendo diferentes profissionais, a fim de proporcionar uma escuta cuidadosa do que se pede e desenvolver discernimento para uma possibilidade de ação, seja ela terapêutica ou de proteção.

É fundamental, quanto à organização de processos de trabalho no interior dos serviços de saúde, atentar para a intervenção mais adequada nas situações de urgência ou emergência, considerando um conjunto de necessidades heterogêneas que exigem diferentes abordagens.

O acolhimento pode ser organizado em diferentes tipos de serviços de saúde – primário, secundário e terciário. Todavia, é na APS que ele desenvolve plenamente o seu potencial, isto é, pelas características dela: ser porta de entrada preferencial do sistema de saúde, no vínculo com a sua população adscrita, na longitudinalidade e na abordagem integral. Esses são atributos que reforçam os princípios do acolhimento estabelecidos pela PNH (sobre os atributos da APS, ver o capítulo 17 "Atenção Primária à Saúde/Atenção Básica em Saúde no Brasil).

Assim sendo, a PNH propõe a classificação de risco para potencializar a capacidade resolutiva do acolhimento.

A classificação de risco foi inicialmente implantada em serviços de emergência para auxiliar a avaliação da gravidade e do risco de agravamento, definindo, desse modo, a ordem do atendimento. Países como Estados Unidos, Canadá e Inglaterra têm implantado e desenvolvido há algum tempo essa estratégia nos seus serviços de saúde.

No Brasil, o "sistema de Manchester" (Inglaterra) começou a ser utilizado pelos serviços de urgência e emergência a partir de 2002. Posteriormente, foi incorporado pela PNH, com a denominação "Classificação de risco de Manchester".

A classificação de risco é uma ferramenta que, além de organizar a fila de espera e propor outra ordem de atendimento que não a ordem de chegada, tem também outros objetivos importantes, como: garantir o atendimento imediato do usuário com grau de risco elevado; informar ao paciente que não corre risco imediato, assim como a seus familiares, sobre o tempo provável de espera; promover o trabalho em equipe por meio da avaliação contínua do processo; dar melhores condições de trabalho para os profissionais pela discussão da ambiência e implantação do cuidado horizontalizado; aumentar a satisfação dos usuários; e, principalmente, possibilitar e instigar a pactuação e a construção de redes internas e externas de atendimento.

A realização da classificação de risco isoladamente não garante uma melhoria na qualidade da assistência. É necessário desenvolver pactuações internas e externas para a viabilização do processo de atendimento, com a construção de fluxos claros por grau de risco e a articulação com a Rede de Atenção à Saúde.

A classificação de risco no sistema de Manchester se organiza por cores para cada tipo de problema que chega no serviço de saúde, nesse caso os serviços de urgência e emergência (Quad. 20.1).

A classificação de risco é um sistema de organização de fila de espera, que propõe outra ordem de atendimento que não a ordem de chegada, garantindo o atendimento de acordo com o grau de risco mais elevado.

A Portaria nº 1.442, de 17 de dezembro de 2014, inclui na tabela de procedimentos do SUS o procedimento de acolhimento com classificação de risco.

QUADRO 20.1 ■ Sistema de classificação por cores

Vermelho	São as emergências e estão relacionadas à clínica do paciente em situação grave, com risco de morte. O atendimento é imediato
Amarelo	São demandas clínicas com certo grau de urgência, mas sem risco de morte, devendo ser atendidas num prazo de 10-60 min
Verde	São atendimentos caracterizados como pouco urgentes, podendo ser iniciados no prazo de até 120 min
Azul	Não há situação de urgência clínica. A previsão de espera para esse atendimento é de até 240 min

A classificação de risco não tem como objetivo reencaminhar pessoas sem dar a elas atendimento, mas organizar e garantir o atendimento de todos. Desse modo, foi elaborada inicialmente para responder às necessidades de avaliação e priorização dos atendimentos de emergência nos serviços como prontos-socorros, hospitais etc. De acordo com as características das necessidades de cuidado à saúde, a facilidade de acesso, o vínculo com determinado serviço de saúde, entre outros aspectos, fazem com que outras "portas de entrada" no sistema de saúde sejam utilizadas na busca de resolução às demandas que se apresentam para o indivíduo naquele momento.

A Unidade Básica de Saúde (UBS) é uma dessas "portas de entrada", e o ideal é que ela seja a forma preferencial de acesso. Para tanto, esse serviço necessita de recursos e processos de trabalho apropriados para dar resposta às diferentes demandas.

O acolhimento já tem sido um espaço de atendimento desenvolvido nas UBS, garantindo o acesso às ações de saúde. Mais recentemente, a classificação de risco tem sido incorporada na organização de trabalho em APS, mas requisitando uma nova formulação de acordo com as características e atribuições desse tipo de assistência à saúde, isto é, a incorporação da situação de vulnerabilidade social como critério para classificar situações de risco à saúde do indivíduo e/ou grupo populacional.

Nessa perspectiva, a classificação de risco em APS, toma como base a classificação de risco de Manchester, mas pode incorporar como situação de risco as doenças transmissíveis, os agravos em saúde mental, as situações de violência, o abandono familiar, entre outras situações de vulnerabilidade presentes no território de atuação da UBS, priorizando o atendimento em relação a outras demandas que não se caracterizem como emergência clínica.

Considerações finais

No cuidado à saúde, além da competência técnica, base de várias profissões, a eficácia da resolução ou o controle do agravo têm muito a ver com a organização do serviço. Nesse sentido, o acolhimento e a classificação de risco contribuem para a qualidade do trabalho na área, permitindo o acesso efetivo dos pacientes às ações e aos serviços de saúde.

Atividades

1) Um indivíduo apresenta sintomas de tosse e febre e procura a Unidade Básica de Saúde (UBS) próxima de sua residência. Todavia, encontra dificuldade para ser atendido no serviço, pois chegou no horário que não é destinado para esse tipo de atendimento. A que dimensão do acesso essa situação se refere?

Gabarito: Refere-se à dimensão da organização do serviço, que estabelece horário para o atendimento de demanda espontânea. Não há o acolhimento no processo de trabalho nessa UBS.

2) É correto afirmar que a classificação de risco tem como objetivo fazer uma triagem na "porta" do serviço de saúde, dispensando as queixas crônicas?

Gabarito: Essa afirmação não condiz com a diretriz estabelecida para a classificação de risco. O objetivo não é reencaminhar as pessoas, sem atendimento, mas sim organizar e garantir o atendimento de todos.

▬ Leituras sugeridas

Anziliero F. Emprego do sistema de triagem de Manchester na estratificação de risco: revisão de literatura. Porto Alegre. Monografia [Escola de Enfermagem] - Universidade Federal do Rio Grande do Sul (UFRGS); 2011.

Jiménez JG. Clasificación de pacientes en los servicios de urgencias y emergencias: hacia un modelo de triaje etructurado de urgencias y emergencias. Emergencias. 2003; 15:165-74.

Mackaway-Jones K, Marsden J, Windle J. Emergency Triage: Manchester Triage Group. 2nd ed. [S-l.]: Paperback, 2001.

Promoção à saúde e educação em saúde

Camila Gonçalves Sátolo e
Jeane Lima e Silva Carneiro

Objetivos
- Apresentar a construção do conceito de promoção à saúde.
- Expor a importância da educação em saúde e seu papel nas ações de prevenção, recuperação e promoção.
- Exemplificar medidas de promoção e educação em saúde.

Introdução

O conceito de promoção à saúde nasceu após a evolução do modelo de atenção à saúde, saindo do binômio doença-tratamento para a ampliação do olhar para o indivíduo que adoece, incluindo sua experiência com a doença, seu contexto social e a comunidade onde está inserido. Nessa mesma direção, buscando estreitar ainda mais a relação entre equipe de saúde e população atendida, surge a educação em saúde, que visa a sensibilizar, empoderar e capacitar as pessoas para serem agentes de mudança no âmbito individual, pelo melhor entendimento do seu adoecimento ou da manutenção de sua saúde, e no contexto social, com a articulação da comunidade em prol de um bem coletivo.

Conceitos fundamentais

Historicamente, entendia-se que o adoecimento era determinado por um agente específico, sendo ele um germe, como no caso das infecções, ou deficiência de alguma vitamina, como na desnutrição. Assim, o contexto social e as características do hospedeiro teriam pouca interferência como determinantes da doença, e ao médico caberia o papel de observar o conjunto de sintomas e prescrever o medicamento correto para a cura dela ou o alívio dos sintomas. A definição de saúde baseava-se, portanto, na ausência de doença, encontrando no modelo biomédico sua principal forma de manutenção.

No entanto, com a prática do atendimento, além das mudanças no padrão de morbimortalidade da população, observou-se que o modelo baseado em diagnóstico e conduta, ignorando o contexto pessoal e social daquele a quem se pretende oferecer saúde, não era mais suficiente para atender às expectativas das pessoas e sanar ou amenizar seu sofrimento. Muitos dos problemas trazidos não necessariamente se enquadram em um diagnóstico específico, duas pessoas com o mesmo problema de saúde não evoluem da mesma forma, mesmo recebendo tratamento semelhante, ou, ainda, pessoas sem qualquer diagnóstico de doença clínica podem procurar atendimento devido ao sofrimento de caráter pessoal ou relacional.

A saúde, no conceito atual, passou a ser entendida como qualidade de vida, ou o completo bem-estar físico, psíquico e social.

Com os constantes debates sobre atenção à saúde, somados à participação popular na criação de políticas de saúde e ao progresso do pensamento daqueles que vivem o dia a dia do atendimento, foi iniciada uma mudança de paradigma no que diz respeito ao entendimento do processo de adoecimento e, principalmente, no conceito de saúde.

Apenas com o novo entendimento de saúde pode-se abranger as queixas e demandas das pessoas de forma ampla, lembrando que cada indivíduo tem uma suscetibilidade diferente às diversas morbidades, responde de formas diversas ao mesmo processo patológico ou tratamento, quando comparado a outras pessoas ou a si mesmo em momentos diferentes da vida, e tem um contexto de vida único, que também irá interferir de formas diversas no processo de adoecimento ou recuperação da saúde.

A ausência do foco exclusivo no binômio doença-tratamento (ou queixa-conduta) demanda ações que contemplem a prevenção e a recuperação das diversas doenças, mas que também incluam práticas integrais em saúde, envolvendo diversos setores da sociedade, na busca de melhores condições de vida. A esse conjunto de medidas dá-se o nome de **promoção à saúde**.

É mandatório que não se relegue apenas aos gestores da saúde a criação e execução de políticas e práticas de promoção em saúde. Como já discutido, o conceito de promoção engloba mais do que ações voltadas às doenças e sua prevenção e cura.

Não se pode fazer promoção à saúde sem considerar o ambiente em que o indivíduo está imerso.

Fatores como desemprego, falta de saneamento básico, falta de acesso à educação, poluição do ar e da água, habitações precárias, entre outros, são determinantes de doenças, que não dependem apenas do setor da saúde para sua resolução. Há necessidade de integração das práticas e políticas de diversos setores da sociedade, como usuários, movimentos sociais, governo, setor privado e organizações não governamentais, de forma a construir uma parceria para proporcionar condições de vida mais adequadas, sempre considerando a participação do próprio indivíduo-alvo, uma vez que o empoderamento para a própria saúde já constitui uma ação de promoção.

Ao observar a abrangência da promoção à saúde, pode-se perceber que sua implementação é de difícil concretização, uma vez que é necessária a coordenação das ações dos diversos setores envolvidos, sendo papel da área da saúde a identificação dos fatores determinantes de adoecimento, visando a acionar os possíveis agentes de mudança para aquela realidade.

Entende-se que a educação em saúde deve incluir a participação ativa da comunidade, com a horizontalização das relações entre a equipe de saúde e a população-alvo, superando o autoritarismo do modelo biomédico e deixando de desprezar as iniciativas do paciente e seus familiares.

Nesse contexto, a prática de ações de educação em saúde vem para estreitar relações entre os atores do cuidado, já que tem como base a ampliação da relação entre diversas profissões, serviços, usuários, vizinhos, familiares, movimentos sociais e gestores. Esse estreitamento é possível em decorrência das reflexões criadas a partir de um espaço educativo, que extrapolam o individual quando são discutidas fora dos muros das unidades de saúde, gerando debates no nível comunitário e, assim, podendo atingir os gestores com a mobilização social.

As práticas de educação em saúde podem passar pelo âmbito individual; orientações sobre uso da insulina durante a consulta médica; coletivo voltado para o individual, ações de orientação sobre planejamento reprodutivo em escolas; coletivo voltado para a comunidade (busca de focos de criadouros do vetor da dengue); ações autogeridas pela comunidade, por exemplo grupos de artesanato, pintura, *lian gong*; e grupos mistos, em que há coparticipação de profissionais de saúde e pacientes (rodas de conversa sobre temas de saúde, controle de doenças etc.). A característica obrigatória das ações é a participação da população-alvo, de preferência com a abrangência de temas que ela entenda como importante naquele momento.

Como formas de operacionalização das ações de educação em saúde, podemos citar: as campanhas veiculadas na grande mídia, a distribuição de panfletos com informações de saúde, as palestras em escolas e empresas, os grupos de atividade física e práticas integrativas, as rodas de conversa sobre controle e prevenção de doenças, entre vários outros modelos, que estão sempre em evolução, em razão, principalmente, da participação cada vez mais ativa da comunidade.

Considerações finais

A manutenção de um sistema universal de atenção à saúde que tem seu foco no indivíduo, com sua experiência sobre saúde e o adoecer, no contexto social em que está inserido e em sua comunidade, somente pode funcionar se for pautada em ações que extrapolem o modelo biomédico e curativo.

Além disso, precisa englobar ações intersetoriais para a construção de um ambiente saudável, visando à promoção à saúde, que, na análise mais superficial, é mais barata do que o tratamento e a recuperação de doenças. Sua execução não é simples, mas a criação de políticas voltadas para os temas de promoção à saúde e educação em saúde apontam para uma intenção de aperfeiçoamento dessas práticas, que tendem a se manter em evolução ao longo dos anos.

— Atividades

1) Em quais pontos o conceito de promoção à saúde se diferencia do conceito de prevenção de doenças?

   Gabarito: O conceito de promoção à saúde suplanta o conceito de prevenção de doenças na medida em que é voltado não só para o modelo biomédico, em que a doença é a preocupação principal e as medidas de prevenção são o foco para a atuação. A promoção à saúde considera as medidas para manutenção do estado saudável de um indivíduo ou população, por meio de políticas que envolvam a melhora da qualidade de vida nas suas diversas facetas (social, ambiental, habitacional, condições de trabalho etc.), incluindo diversos setores da sociedade para sua implementação.

2) Em que devem se basear os programas de educação em saúde?

   Gabarito: Os programas de educação em saúde devem, em primeiro lugar, ter sua temática voltada para as necessidades da população-alvo, que idealmente deve participar da escolha dos temas abordados. A execução das atividades em educação, sejam elas individuais, em grupo ou comunitárias, deve contar com a participação ativa da população, visando a aumentar a autonomia dos envolvidos.

— Leituras sugeridas

Ministério da Saúde, Secretaria de Vigilância em Saúde. Política Nacional de Promoção da Saúde. 3. ed. Brasília: Ministério da Saúde, 2010. Disponível em: http://bvsms.saude.gov.br/bvs/publicacoes/politica_nacional_promocao_saude_3ed.pdf.

Ministério da Saúde, Secretaria de Gestão Estratégica e Participativa. Caderno de educação popular e saúde. Brasília: Ministério da Saúde, 2007 [acesso em 19 nov 2016]. Disponível em: http://bvsms.saude.gov.br/bvs/publicacoes/caderno_educacao_popular_saude_p1.pdf.

Ferreira Neto JL, Kind L. Promoção da saúde: práticas grupais na estratégia de saúde da família. Belo Horizonte: Fapemig, 2011.

Vasconcelos EM, Vasconcelos MOD. Educação popular. In: Gusso G, Lopes JMC. Tratado de medicina de família e comunidade: princípios, formação e prática. Vol I. Porto Alegre: Artmed, 2012. p. 91-7.

McWhinney IR, Freeman T. Fundamentos filosóficos e científicos da medicina de família e comunidade. In: Manual de medicina de família e comunidade. 3. ed. Porto Alegre: Artmed, 2010. p. 68-100.

Prevenção quaternária

*Camila Gonçalves Sátolo e
Jeane Lima e Silva Carneiro*

 Objetivos

- ✓ Apresentar o conceito de prevenção quaternária.
- ✓ Expor a importância da aplicação da prevenção quaternária no cenário clínico na atenção primária.
- ✓ Apresentar ferramentas para uma atuação clínica pautada em prevenção quaternária.

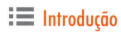 **Introdução**

A partir do século XX, em especial após as grandes guerras, a medicina apresentou muitos avanços, eminentemente no que tange à tecnologia diagnóstica. A prática médica, a partir de então, mudou drasticamente e passou a apresentar três grandes tipos de iatrogenias: clínica, social e cultural. A iatrogenia social se caracteriza pela submissão do doente à comunidade científica, tendo a esperança de cura depositada em um "médico salvador", sendo a iatrogenia cultural uma progressão dela, evidenciada pela perda da capacidade da sociedade de criar mecanismos para lidar com a doença e a morte, relegando à medicina a função de prolongar a vida indefinidamente, eliminando qualquer sofrimento físico.

Já a iatrogenia clínica corresponde ao dano direto à pessoa em decorrência da intervenção médica, constituindo a terceira causa de morte nos Estados Unidos da América (EUA), com uma estimativa de 44.000 a 98.000 mortes ocorrendo anualmente em função de eventos relacionados à assistência ao paciente, como publicado pelo Institute of Medicine no livro "Errar é humano: construindo um sistema de saúde mais seguro".

No Brasil, a incidência de eventos adversos também é alta (7,6%), sendo que o país lidera a proporção de eventos evitáveis (66,7%) em comparação a outros seis países (Nova Zelândia, Austrália, Dinamarca, França, Espanha e Canadá), segundo dados de Mendes e colaboradores (2005). Dados alarmantes como esses suscitaram há mais de duas décadas o estudo do grande potencial danoso que gerou, dentro da medicina, um conceito relacionado à iatrogenia e à medicalização social: a prevenção quaternária.

Conceitos fundamentais

Prevenção quaternária é a detecção de indivíduos em risco de tratamento excessivo para protegê-los de novas intervenções médicas inapropriadas e sugerir a eles alternativas eticamente aceitáveis.

O conceito de prevenção quaternária foi proposto por Marc Jamoulle, médico de família belga, em 1999, e oficializado pela World Organization of National Colleges, Academies and Academic Associations of General Practitioners/Family Physicians (WONCA), em 2003. Fundamenta-se em dois princípios: o da proporcionalidade, em que os ganhos devem superar os riscos, e o da precaução, habitualmente utilizado como uma versão prática de *primum non nocere* (primeiro não causar dano). Assim, prevê que se forneça um cuidado com a melhor qualidade possível e com o mínimo de intervenções ou riscos cabíveis.

Jamoulle propõe o conceito a partir do relacionamento entre o profissional e o usuário ao considerar a perspectiva de saúde/doença de ambos, permitindo um cruzamento entre a ciência biomédica e a percepção (vivência) do paciente. Uma vez proposta no modelo clássico de Leavel e Clarck, como a prevenção do risco de adoecimento iatrogênico, a prevenção quaternária complementa e dialoga com os demais níveis de prevenção, como você pode observar no Quadro 22.1.

QUADRO 22.1 ■ Quatro domínios da prevenção na prática clínica

Consciência ou sensação do paciente	Conhecimento científico, evolução natural da doença (ponto de vista médico)	
	Doença ausente	**Doença presente**
Sensação de saúde	I Prevenção primária Ação realizada para evitar ou dissipar a causa de um problema de saúde em um indivíduo ou população antes que se manifeste. Inclui promoção de saúde e proteção específica (p. ex., imunização)	II Prevenção secundária Ação realizada para detectar um problema de saúde em estágio inicial em um indivíduo ou população, facilitando, dessa forma, a cura, reduzindo a ocorrência do problema ou prevenindo que se espalhe ou cause efeitos em longo prazo (p. ex.: rastreamento, busca de casos e diagnóstico precoce)

Consciência ou sensação do paciente	Conhecimento científico, evolução natural da doença (ponto de vista médico)	
	Doença ausente	**Doença presente**
Sensação de enfermidade	IV Prevenção quaternária Ação feita para identificar um paciente ou população em risco de supermedicalização, para protegê-lo(a) de uma intervenção médica invasiva e sugerir procedimentos científica e eticamente aceitáveis	III Prevenção terciária Ação realizada para reduzir os efeitos crônicos de um problema de saúde de um indivíduo ou população, minimizando o prejuízo funcional em consequência de problema de saúde agudo ou crônico (p. ex., prevenção de complicações por diabetes), incluindo reabilitação

Fonte: Adaptado de Gusso e Lopes, 2012.

É importante ressaltar que no cenário atual observa-se uma mudança no conceito de doença, bem como nos pontos de corte para a normalidade, além de uma medicalização de sentimentos, características pessoais (como timidez) e dos chamados sintomas físicos sem explicação médica (MUPS, do inglês Medically unexplained physical symptoms). Com essa diminuição da margem de "normalidade", há um aumento de diagnósticos e intervenções. Progressivamente, atende-se mais pacientes com maior intensidade de recursos prescritivos, diagnósticos e terapêuticos, o que aumenta o risco de danos.

Em termos populacionais, a mudança no conceito de doença tem elevado o custo com a saúde sem proporcionar a melhoria proporcional da qualidade de vida.

A partir dessas considerações, é importante entender como desenvolver a prevenção quaternária continuamente e em paralelo com as atividades clínicas, de modo a garantir a segurança do paciente e o melhor cuidado.

Excesso de rastreamento

Para ser considerada válida a implementação de um rastreamento, é preciso que os seguintes princípios sejam contemplados:

- a doença deve ser um problema de saúde importante;
- sua história natural deve ser bem conhecida;
- a fase pré-sintomática deve ser prolongada;
- deve existir infraestrutura para diagnóstico e tratamento;
- o exame deve ser aplicável de forma aceitável para a população em termos de validade, morbidade, riscos e custos;
- para os resultados positivos, devem ser assegurados métodos de confirmação diagnóstica aceitáveis, que definam precisamente quem receberá tratamento;

O rastreamento, ou *screening*, é a realização de testes ou exames diagnósticos em populações e pessoas assintomáticas, no intuito de obter um diagnóstico precoce ou identificar e controlar riscos, com o objetivo final de reduzir a morbidade ou mortalidade da doença, agravo ou risco rastreado.

- deve existir tratamento acessível e adequado em termos de efetividade, custos e riscos;

- deve resultar na diminuição da morbimortalidade e melhoria da qualidade de vida das populações.

Além desse ponto de vista técnico elencado para a realização de um exame de rastreamento, um fator atualmente muito ignorado é a diferença entre sofrimento e adoecimento. Aquilo que o paciente sente é considerado sofrimento. Este, aliado à obrigação ética ante ao serviço de saúde, autoriza certo grau de intervenção em função da dor e da expectativa da compreensão do processo patológico, bem como do benefício suposto do tratamento. Aquilo que o paciente não sente é doença. Diante da doença, a conduta em geral deve ser mais conservadora. É considerado ético ter certeza do benefício das intervenções, além de ter o cuidado do efeito psicológico ao determinar que o indivíduo está doente (quando muitas vezes o que efetivamente se tem é apenas um fator de risco, como nas dislipidemias) ou mesmo fazer com que a pessoa se sinta doente ao precisar ir a várias consultas e realizar exames. Os exames, por fim, não são inócuos. Não se deve pedir um exame sem ter em mente a possibilidade de falso-positivos que implicarão continuidade de uma investigação para algo normal, bem como os efeitos decorrentes do desconforto da realização do exame.

Por fim, veja um exemplo para entender os riscos e os cuidados inerentes aos rastreamentos:

Em uma população de 1.000 pessoas, foi realizado um teste para rastreamento de determinada doença. Foi apresentado uma prevalência de 0,5%, com um teste de rastreamento com 100% de sensibilidade e 80% de especificidade (considerados valores favoráveis). Nessa população haverá, então, 5 pessoas doentes em meio a 199 pessoas sadias com resultados positivos (os chamados falso-positivos). Essas 199 pessoas serão acompanhadas com investigações posteriores, especialmente porque cada doente vem acompanhado, em média, por 40 alarmes falsos, com grande potencial de sofrerem dano iatrogênico. Se considerarmos que a maior parte das doenças tem uma prevalência ainda maior (em geral acima de 1/1.000), fica evidente a possibilidade de danos. Assim, é necessário o embasamento teórico por estudos confiáveis e aplicáveis às diferentes populações para a realização de um rastreamento adequado.

Excesso de exames complementares

A própria prática médica atual aliada à pressão dos pacientes tem levado ao aumento da solicitação dos exames. Três fatores são essenciais para que esta seja a realidade da prática clínica: a influência da prática especializada, a formação hospitalocêntrica, ou seja, com foco na doença e sua resolução, pouco preocupada em formar médicos com olhar integral, e o senso comum leigo.

A formação predominante de especialistas focais contribui para a perpetuação de um raciocínio clínico modificado por questões sociais e institucionais.

É necessário maior arsenal investigativo para que se exclua com toda a certeza sintomas que não façam parte do escopo da especialidade e para que, em caso de suspeita, ela seja devidamente comprovada. Com a formação predominante no hospital, questão em transformação atualmente, há uma visão maior de casos mais graves, com necessidade de um atendimento mais rápido e com um viés populacional (prevalência inversa das patologias em comparação com a comunidade). Além disso, nesses grandes centros há maior concentração de produção de conhecimento e aprendizado especializado. Como consequência, há também maior solicitação de exames complementares. O destaque da prevenção quaternária nesses dois ambientes não visa a demonstrar que sua prática esteja incorreta, mas que é necessário transpor esses paradigmas para o cuidado clínico ambulatorial pautado nas demandas da pessoa e da comunidade, sem os vieses citados. Na comunidade há um predomínio da saúde em relação à doença, então, quando mal indicados os exames complementares, seu rendimento será menor ou gerará mais danos do que benefícios, em especial pelos falso-positivos.

Por fim, o senso comum leigo pressiona os profissionais para a solicitação de exames "por via das dúvidas" ou "de rotina", ou pela dificuldade de diagnóstico de quadros inespecíficos que poderiam se beneficiar da "demora permitida". Ter uma boa relação médico-paciente é essencial para a melhor abordagem nesses casos, principalmente pela possibilidade de prejuízos no cuidado em virtude de achados casuais, desvios do raciocínio clínico ou encontro de falso-positivos em exames solicitados indiscriminadamente.

Medicalização de fatores de risco

Para o público leigo e até mesmo para determinados profissionais da saúde, a presença do fator de risco implica diretamente na ocorrência do evento – uma ideia equivocada e bastante disseminada. Com isso, abre-se uma cruzada contra o fator de risco, com uma agressividade como se já houvesse doença estabelecida. Assim, transformamos pessoas sadias em preocupadas, estigmatizadas (marcadas com algum fator de risco) e pseudoenfermas (por transformação de fatores de risco, como a dislipidemia, em enfermidade), expostas a possíveis outros danos desnecessários, seja pela realização de mais exames para avaliação da condição de risco, seja por efeitos colaterais de medicações para "tratar" seus fatores.

Fatores de risco remetem ao comportamento específico, à exposição ambiental ou à característica pessoal (biológica ou social) em que haja evidência epidemiológica de associação com o surgimento de determinada condição indesejada de saúde. São fatores que podem levar ao surgimento de uma doença, mas não obrigatoriamente são sua causa.

Ferramentas para uso prático da prevenção quaternária

Para a atuação clínica ponderada na prevenção quaternária, é necessária a associação de três pilares: o método clínico centrado na pessoa (MCCP), a medicina baseada em evidências e a longitudinalidade.

No que se refere ao **MCCP**, faz-se uma abordagem individualizada conforme a bagagem cultural, as experiências, os medos e as expectativas do próprio paciente. Ouvir, entender a agenda própria do indivíduo e utilizar os passos do MCCP são ações potentes para a construção colaborativa do processo terapêutico e analítico.

> É imprescindível associar a medicina baseada em evidências ao MCCP, já que é preciso transpor um dado populacional para uma expectativa individual.

A **medicina baseada em evidências**, por sua vez, usa a melhor evidência atual para a tomada de decisões no cuidado. Por meio de boas bases científicas, conhecimento de valores preditivos positivos, número necessário para causar dano, para tratar, e demais indicadores, é possível oferecer opções com menor risco aos pacientes.

Por fim, a **longitudinalidade**, que concerne ao seguimento do paciente ao longo do tempo, oferece a ferramenta da demora permitida (*watchful waiting*). Essa ferramenta permite a observação de quadros inespecíficos mantendo um acesso qualificado, de forma a diminuir a necessidade de exames ou investigações inespecíficas, visto que, com o tempo, o quadro tende a tornar-se mais específico com hipóteses diagnósticas mais bem delimitadas, elevando a probabilidade pré-teste em favor de uma determinada patologia.

> Não há o registro do termo "prevenção quaternária" nas leis ou códigos de conduta, mas o tema aparece de outras formas nos regimentos, dada a sua importância.

Os capítulos III e V do Código de Ética Médica Brasileiro versam, respectivamente, sobre a responsabilidade profissional e a relação com pacientes e familiares. Logo, o primeiro artigo do capítulo III indica ser vedado ao médico causar dano ao paciente, por ação ou omissão, caracterizável como imperícia, imprudência ou negligência. Em outras palavras, o médico não deve submeter seu paciente ao risco iatrogênico. No capítulo V, o foco recai sobre a potencialidade de danos pertinentes à má comunicação ou interferência na autonomia, práticas, como vimos, essenciais para uma atuação preventiva.

O Ministério da Saúde, por sua vez, recentemente instituiu o Programa Nacional de Segurança do Paciente, com a Portaria nº 529, de 1º de abril de 2013. Nela estão elencadas diversas ações que culminaram com a formulação de seis protocolos para garantir a segurança do paciente, que, em linhas gerais, caminham ao lado da prevenção quaternária.

Considerações finais

A prevenção quaternária permeia o atendimento em saúde em todos os níveis, impondo que o profissional seja atualizado e pautado em uma medicina de boa qualidade técnica e centrada no paciente, a fim de que as decisões sejam sempre pactuadas e ponderadas entre os riscos e benefícios. É importante que a discussão dessa temática seja progressivamente mais cotidiana, desde a academia até o consultório.

▬ Atividades

1) Como você pode aplicar o conceito de prevenção quaternária em seu trabalho?

   Gabarito: É imprescindível ter um bom conhecimento de medicina baseada em evidências, de forma que sejam indicadas as melhores opções para investigação e manejo dos quadros, aliadas ao cuidado centrado e individualizado na pessoa, longitudinal, entendendo suas preferências pessoais, medos, expectativas e como a proposta de tratamento ou intervenção interfere em sua vida e função.

2) Considerando os critérios indicados para que um rastreamento seja considerado válido, quais os riscos de se realizar um exame quando não indicado?

   Gabarito: Há risco de que o resultado seja um falso-positivo (já que o valor preditivo positivo daquele exame é diferente na população geral assintomática em relação a uma população em suspeita para a patologia), com risco de iatrogenia durante a investigação suplementar e de adoecimento psicológico, pelo fato de a pessoa sentir-se doente após necessidade de diversas investigações e consultas ao médico para algo ainda não bem estabelecido. Há, ainda, maior gasto para o sistema de saúde (público ou privado) nesse processo, e algumas vezes até para o próprio paciente, o que torna oneroso em vez de eficiente o cuidado com a saúde.

▬ Leituras sugeridas

Gusso G, Lopes JMC. Tratado de medicina de família e comunidade: princípios, formação e prática. Vol 1. Porto Alegre: Artmed, 2012.

Mendes W, Travassos C, Martins M, Norônha JC. Revisão dos estudos de avaliação da ocorrência de eventos adversos em hospitais. Rev Bras Epidemiol. 2005; 8(4): 393-406.

Norman AH, Tesser CD. Prevenção quaternária na atenção primária à saúde: uma necessidade do Sistema Único de Saúde. Cad Saúde Púb. 2009;25(9):2012-20.

Jamoulle M. Quaternary prevention, an answer of family doctors to over medicalization. Int J Health Policy Manag. 2015; 4(2): 61-64.

TESSER CD. Prevenção quaternária para a humanização da atenção primária à saúde. O mundo da saúde. 2012;36(3):416-26.

Empoderamento dos pacientes

*Rafael Munerato e
Irineu Francisco Delfino Silva Massaia*

 Objetivos
- Apresentar o conceito de empoderamento do paciente e sua relevância na prática médica.
- Definir o papel do médico como agente do empoderamento do paciente.

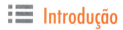 **Introdução**

Estamos vivendo um novo momento da história da medicina: a "era do empoderamento dos pacientes". A internet facilitou o acesso às informações técnicas e algumas empresas se especializaram em traduzir parte do conteúdo médico para o público leigo. Feito da forma correta, esse movimento pode ser extremamente benéfico para a manutenção da saúde e o tratamento de várias doenças, pois tende a aumentar a participação do paciente no plano terapêutico.

Aliado ao entendimento das doenças, o empoderamento deve trazer também a consciência de que cada um de nós é o maior responsável por estarmos saudáveis ou doentes. As ações de promoção da saúde e que incentivam um estilo de vida saudável são elementos fundamentais para ficarmos livres das principais doenças cardíacas, cerebrovasculares, endocrinológicas, oncológicas, infecciosas e de afecções relacionadas a acidentes e traumas. Estudos em vários países demonstram que as principais causas de morte são resultantes das nossas decisões pessoais (55% de todas as mortes entre 15 e 64 anos).

A tecnologia é uma das principais ferramentas para o empoderamento dos pacientes. Seu uso pode ser considerado como um dos principais meios para o aumento do controle dos pacientes, podendo auxiliar na educação, comunicação e entrega de informações relevantes em tempo real. Deve ser encarado, todavia, como um complemento e não um substituto da interação pessoal.

Conceitos fundamentais

Compliance dos pacientes

Estima-se que os pacientes sigam cerca de 30% de todas as orientações médicas. No caso das doenças crônicas, 50% abandonam parte do tratamento, deixando de tomar alguma medicação ou realizar algum procedimento necessário. O que faltou para a maioria desses pacientes foi, justamente, educação sobre o plano do tratamento e a condição crônica que possuem. O **empoderamento** e o ***coaching*** dos pacientes podem elevar muito a eficácia dos tratamentos e trazer benefícios clínicos a eles.

Devemos entender por empoderamento a capacitação e o maior entendimento, por parte dos pacientes, dos assuntos relacionados à própria saúde.

A Federação Internacional de Diabetes (IDF) avaliou o *compliance* de 10 mil pacientes com diabetes melito tipo 2, em um estudo com 6 mil médicos em 26 países (incluindo o Brasil), e concluiu que 50% dos pacientes não tomam as medicações prescritas adequadamente, 63% não alteraram seus hábitos alimentares e 70% não aderem à atividade física recomendada (mesmo considerando uma simples caminhada).

A fim de superar esse tipo de comportamento, é fundamental a incorporação das estratégias preconizadas no conceito da **clínica ampliada**:

- compreensão ampliada do processo saúde-doença;
- construção compartilhada das terapêuticas;
- ampliação do objeto de trabalho;
- transformação dos meios de trabalho;
- suporte para os profissionais de saúde.

O papel do médico como *coaching*

Os pacientes podem se sentir perdidos ou frustrados diante da grande quantidade de informações de saúde. Por isso, o médico deve auxiliá-los nesse momento e liderar seu processo de educação no assunto.

Existem condições de saúde que necessitam apenas de uma abordagem em um curto período de tempo para serem resolvidas, mas existem inúmeras condições que precisam de um cuidado prolongado, abordagens variadas e tratamentos complementares. Se você juntar as orientações dos tratamentos medicamentosos prolongados, exames, procedimentos e mudanças de estilo de vida, verá um grande número de informações transmitidas ao paciente, muitas vezes, sem um planejamento adequado de execução. O paciente empoderado (com orientações mais adequadas sobre sua doença) estará mais preparado para definir as etapas do tratamento e assumir o compromisso de um tratamento prolongado.

A Organização Mundial da Saúde (OMS) listou 10 elementos responsáveis pela saúde de um indivíduo: gênero, genética, grau de educação, ambiente físico, renda e classe social, empregabilidade e condições de trabalho, relacionamentos sociais, cultura local, estilo de vida e comportamento e acesso a serviços de saúde. Como podemos ver, existem inúmeras variáveis relacionadas à saúde, além da prática médica ou de outras equipes assistenciais. O **estilo de vida** dos pacientes é considerado o principal fator que influencia o processo saúde-doença.

Tornar os pacientes mais confiantes sobre sua condição e plano de tratamento melhora a adesão e a execução do tratamento proposto.

A conduta médica deve ser cada vez mais personalizada, e o nível da individualidade passa pelos sinais e sintomas, avaliação funcional dos sistemas e órgãos e chega até o mapeamento genético dos pacientes. Diante disso, surge o papel ativo do mais importante participante no algoritmo de decisão clínica: o paciente. A **medicina personalizada** deverá valorizar cada vez mais a participação do paciente no planejamento do tratamento.

Por fim, o empoderamento dos pacientes e a medicina personalizada só atingirão seu potencial máximo se houver a atuação do médico como um guia. Atualmente, podemos considerar que a importância do papel do médico como educador é maior do que em qualquer outra época.

Considerações finais

Empoderamento não é simplesmente mais acesso à informação ou ao médico, mas um fortalecimento do paciente e seu desenvolvimento de habilidades para o autocuidado. O conceito prevê um paciente ativo e engajado no seu processo de saúde e enfrentamento da doença.

Atividades

1) Qual das situações abaixo reflete o empoderamento dos pacientes?
    a) Ter acesso, a qualquer momento, à internet.
    b) Poder falar com seu médico por mensagem, 24 horas por dia.
    c) Treinar habilidades em realizar suas metas de saúde com um *coach*.
    d) Ter acesso às revistas médicas e aos trabalhos científicos mais recentes.
    e) Interagir com robôs diagnóstico tipo IBM Watson.

    Gabarito: c

    Comentário: Empoderamento não é simplesmente a facilidade no acesso ao médico, mas fortalecer e desenvolver habilidades para o autocuidado, ser um paciente ativo e engajado.

2) Com relação ao empoderamento, podemos afirmar que:
   a) enfraquece o poder do médico.
   b) inverte as diretrizes do Sistema Único de Saúde (SUS).
   c) trata-se de um modismo.
   d) é um movimento da área educacional e não se aplica à medicina.
   e) é um processo que ajuda as pessoas a firmar seu controle sobre os fatores que afetam sua saúde.

   Gabarito: e
   Comentário: Empoderamento não implica diminuir o médico ou inverter as diretrizes do SUS, e também não é modismo, mas, antes, quando se fala em promoção da saúde, é um processo que ajuda as pessoas a firmar seu controle sobre os fatores que afetam sua saúde.

▬ Leituras sugeridas

Borges SAC, Porto PN. Por que os pacientes não aderem ao tratamento? Dispositivos metodológicos para educação em saúde. Saúde Deb. 2014; 38(101):338-46.

Chow CK, Redfern J, Hillis GS, Thakkar J, Santo K, Hackett ML, et al. Effect of lifestyle-focused text messaging on risk factor modification in patients with coronary heart disease: a randomized clinical trial. JAMA. 2015; 314(12):1255-63.

Cook DJ, Thompson JE, Dearani JA, Prinsen SK. How Mayo Clinic is using iPads to empower patients. Disponível em: https://hbr.org/2014/02/how-mayo-clinic-is-using-ipads-to-empower-patients.

Topol E. The patient will see you now: the future of medicine in your hands. New York: Basic Books, 2015.

Cuidado de pacientes crônicos na atenção primária

Camila Gonçalves Sátolo, Fernanda Tavares de Mello Abdalla e Jeane Lima e Silva Carneiro

Objetivos

- ✓ Definir o que são condições crônicas.
- ✓ Apresentar modelos de atenção às condições crônicas, bem como a organização dos serviços de atenção primária para o seu atendimento.
- ✓ Abordar ferramentas utilizadas pela equipe multiprofissional na Atenção Primária à Saúde (APS) para o cuidado de pacientes crônicos.

Introdução

O profissional da APS, por prestar cuidados pautados na longitudinalidade, na integralidade e no primeiro acesso, lida, na maior parte dos seus atendimentos, com condições crônicas. Estas podem variar desde doenças crônicas, deficiências físicas e estruturais contínuas, estados fisiológicos, situações de vulnerabilidade social e familiar até sofrimento psíquico.

As **condições crônicas** de saúde têm consequências recorrentes ou persistentes, com duração mínima de 3 a 12 meses, e seu processo causal muitas vezes é multifatorial ou não claramente definido. Na maior parte dos casos o tratamento não é curativo, mas focado no controle da evolução da doença e de suas complicações e no alívio dos sintomas. Vão além das doenças crônicas (cardiovasculares, diabetes melito [DM], doenças respiratórias), já que envolvem doenças infecciosas persistentes (infecção pelo vírus da imunodeficiência humana, hepatites virais, hanseníase), condições ligadas à maternidade e ao período perinatal, à manutenção da saúde por ciclos de vida (como puericultura, monitoramento da capacidade funcional de pessoas idosas, transtornos mentais em longo prazo), deficiências físicas e estruturais contínuas (amputações, cegueiras) e doenças bucais.

Os sistemas de saúde, por sua vez, precisam ser respostas sociais às necessidades de saúde da população e devem apresentar sintonia entre a situação de saúde de um país e a forma como ele se estrutura. O Brasil apresenta-se em transição demográfica, com aumento crescente do impacto das doenças crônicas na condição de saúde da população, de forma que elas já são responsáveis por mais de 70% das causas de morte por problemas de saúde no país.

Atualmente, contudo, há uma crise nos sistemas de saúde no Brasil e em diversos países, uma vez que são construídos para responder às condições agudas e aos eventos decorrentes de descompensações de doenças crônicas, de forma fragmentada, episódica, reativa e com foco nas doenças. Esse fato é advertido pela Organização Mundial da Saúde (OMS), que infere que "os sistemas de saúde predominantes em todo o mundo estão falhando, pois não estão conseguindo acompanhar a tendência de declínio dos problemas agudos e de ascensão das condições crônicas. Quando os problemas de saúde são crônicos, o modelo de tratamento agudo não funciona". Em função desse cenário, é necessário repensar o modelo de saúde.

Conceitos fundamentais

A disparidade entre a necessidade de saúde e o sistema de atenção à saúde praticado hegemonicamente constitui o problema fundamental do Sistema Único de Saúde (SUS) e, para que seja superada, envolve a implantação de Redes de Atenção à Saúde. Essas redes são conjuntos de serviços à saúde com um objetivo comum e ações cooperativas e interdependentes. São compostas por três elementos fundamentais: população, estrutura operacional e modelo de atenção à saúde.

Modelos de Atenção às Condições Crônicas

Os MACC são sistemas que organizam as relações entre as redes e as intervenções sanitárias, a partir das características epidemiológicas e demográficas, e os determinantes sociais de saúde de uma sociedade em determinado tempo.

Para a concretização do cuidado nos cinco níveis, a APS é essencial e, em geral, a iniciativa coordenadora, que se vale de diversas tecnologias leves.

Há diversos modelos de atenção às condições crônicas, como o da pirâmide de riscos e dos determinantes sociais, a partir do qual foi proposto o Modelo de Atenção às Condições Crônicas (MACC) para o SUS, pontuando a importância de um modelo para a realidade desse sistema singular.

O MACC é estruturado em cinco níveis que se articulam com a população e o foco das intervenções sobre os determinantes sociais (Fig. 24.1).

O nível 1 não se estrutura na atenção clínica, mas em ações intersetoriais de promoção à saúde, como atividades que integrem educação, saneamento e habitação, entre outras. No nível 2, a atenção é voltada para subpopulações com fatores de riscos relacionados ao estilo de vida e comportamentos. O nível 3 remete à população com condição de saúde estabelecida simples (como asma, gestação) ou fatores de risco biopsicológico (dislipidemia, alterações da glicemia). Há, nesse nível, uma ênfase no autocuidado apoiado. Os níveis 4 e 5 remetem a subpopulações com condições crônicas complexas e muito complexas, respectivamente, com aumento da porcentagem de cuidado entre profissional geral, especializado e autocuidado, sendo, no nível 5, ainda mais premente a presença do gestor de caso.

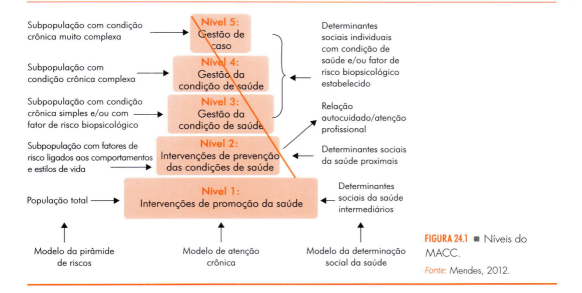

FIGURA 24.1 ■ Níveis do MACC.
Fonte: Mendes, 2012.

Organização dos serviços de atenção primária para o atendimento das condições crônicas

O cuidado a pessoas com condições crônicas requer uma APS bem estruturada e que atenda adequadamente aos seus atributos: primeiro contato (acesso), longitudinalidade, integralidade, coordenação do cuidado, orientação na família e orientação comunitária, tendo na Estratégia de Saúde da Família (ESF) sua principal forma de atuação. O enfrentamento da epidemia das doenças crônicas tem sido indicado como um dos grandes desafios para consolidação dessa estratégia de saúde. Por sua organização em equipes e com adscrição de clientela por território, a ESF permite que intervenções de promoção da saúde, de prevenção e do manejo das condições crônicas sejam estabelecidas no campo da clínica. Para isso, apesar de ser vista como o nível menos complexo do sistema de saúde, deve ofertar tecnologias mais complexas e ter recursos tecnológicos diversificados relacionados às ações de saúde que buscam mudanças de comportamento e estilos de vida mais saudáveis.

Ao lado da ESF coexiste o modelo da Unidade Básica de Saúde (UBS) tradicional, composta por clínico geral, pediatra e ginecologista. Em alguns

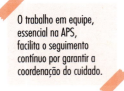

O trabalho em equipe, essencial na APS, facilita o seguimento contínuo por garantir a coordenação do cuidado.

lugares do país, as unidades são denominadas mistas, por contar com os dois modelos simultaneamente.

Ferramentas para o cuidado das condições crônicas na Atenção Primária à Saúde

Lista de pacientes

A partir do momento que o profissional da APS trabalha com uma população definida, é possível ir além do monitoramento individual realizando vigilância simultânea da subpopulação com determinada condição crônica. Esse controle pode ser realizado por meio de planilhas que indiquem o valor de cada variável relevante para aquela subpopulação (p. ex., resultado da última hemoglobina glicada, avaliação dos pés e data da última realização de exames em uma população que tem diabetes). Conhecer o perfil de morbidade de uma população permite, ainda, o planejamento e a execução de atividades de prevenção e promoção voltadas para um grupo específico.

Registro clínico com listas de problemas

Um registro de consultas que trabalhe com listas de problemas atualizadas permite que a equipe organize o atendimento. Uma das formas de registro se dá por meio da incorporação da lista de problemas ao plano de cuidados, atualizada a cada consulta, como no exemplo do Quadro 24.1.

QUADRO 24.1 ■ Lista de problemas 06/05/2016 – J.M.S., masculino, 60 anos

1. **Hipertensão arterial controlada.** Fundo de olho realizado em 02/2016 sem alterações. Rotina laboratorial em 03/2016
2. **DM (tipo 2) parcialmente controlado.** Em dose máxima de metformina. Última HbA1c 8 em 03/2016 (em declínio). Repetir em 06/2016 para avaliar resposta à otimização da dose do hipoglicemiante. Realizar exame do pé no retorno
3. **Tabagista em fase pré-contemplativa.** Prosseguir com abordagem motivacional
4. **História familiar de câncer de colon.** Última colonoscopia em 06/2015 normal

DM, diabetes melito.

Organização de agenda

A partir do conhecimento da população e de suas condições de saúde, é possível reconhecer as demandas individuais e estratificar os pacientes conforme riscos (p. ex., cardiovascular), controle da condição crônica e periodicidade das consultas, grupos e exames. Com esses dados é possível estimar o número necessário de consultas médicas, de enfermagem e grupos para os pacientes com condições crônicas e equilibrar com o tempo reservado para condições de demanda espontânea. Em geral as equipes têm de 40 a 60% de sua agenda para demanda espontânea e de 60 a 40% para cuidado continuado (frequentemente a distribuição da agenda das equipes varia de 40 a 60% entre demanda espontânea e cuidado continuado). Alguns grupos trabalham com a agenda em acesso avançado. Nesse modelo, as pessoas que necessitam de atendimento são agendadas no mesmo dia com sua equipe de referência.

Consultas em grupo

Há diversos formatos de consultas em grupo. No mais usual, pessoas com uma condição comum são convidadas a participarem da atividade que, em geral, possui um tema definido. A participação de cada usuário é estimulada com perguntas como "alguém já apresentou isso antes?", e a construção do saber se dá a partir do conhecimento prévio dos integrantes do grupo. Após esse primeiro momento, segue-se o de um atendimento individualizado com checagem ou solicitação de exames conforme a demanda, renovação de receitas e avaliação dos dados vitais por parte da equipe de enfermagem. O próprio grupo sugere temas para os encontros subsequentes. Outro formato é o Drop-in Group Medical Appointment (DIGMA), que significa consulta em grupo por demanda específica. Nesse modelo, a equipe reserva semanalmente um tempo para o atendimento de pessoas que desejam atendimento conjunto sem agendamento prévio. O grupo não precisa ser formado por portadores da mesma condição, e os participantes podem se auxiliar mutuamente na resolução dos problemas.

> As consultas em grupos são indicadas para pessoas que necessitam de monitoramento contínuo.

Educação em saúde

A educação em saúde parte da premissa de que, quanto mais uma pessoa sabe sobre seu problema, mais motivada estará para mudanças de estilo de vida e adesão ao tratamento. Podem ser implementadas atividades de educação em saúde nos diversos ambientes da APS, desde as consultas individuais até as visitas domiciliares, em escolas etc., ou a partir do uso de material educativo. Utilizando ferramentas da entrevista motivacional que partem do que o indivíduo já sabe, agrega-se novo conhecimento e é criada a base para a atividade de educação em saúde (p. ex., iniciar interrogando o que já se sabe sobre hipertensão).

> Evite o fornecimento de informações em demasia. Adaptar a linguagem técnica e oferecer diversos caminhos de ação (estimulando a autonomia) são importantes para que o paciente possa escolher aquele que acredita ser o mais adequado.

Itinerário terapêutico

O itinerário terapêutico busca resgatar os caminhos percorridos pelo indivíduo em seus cuidados de saúde (terapias alopáticas, religião, fitoterapia), suas crenças e cultura sobre a saúde e a doença. O itinerário retrata os sentidos das práticas para o indivíduo e possibilita a construção de um projeto terapêutico a partir da própria experiência de adoecimento e a busca de cuidados prévia.

Projeto Terapêutico Singular

O Projeto Terapêutico Singular (PTS) é um conjunto de propostas de condutas terapêuticas articuladas, construído com saberes vindos dos profissionais de saúde e dos indivíduos e famílias ou grupos. A criação do PTS surge a partir de demandas do paciente e da equipe na construção de um cuidado integral. Os diversos profissionais da equipe (como médico, enfermeiro, fisioterapeuta, psicólogo, farmacêutico etc.), o paciente e a família propõem medidas articuladas que, em geral, envolvem metas e prazos. O PTS, então, trabalha com acolhimento, vínculo, corresponsabilização e autonomia, agregando a valorização do saber do usuário e das famílias, potencializando a adesão ao tratamento e gerando um melhor desfecho.

Considerações finais

Os desafios do cuidado em condições crônicas são cada vez maiores e mais complexos. A estruturação da atenção, tanto micro (na gestão de casos complexos por parte da equipe de referência) como macro (por meio de políticas públicas), é essencial. Ao profissional de saúde, o reconhecimento dessa relevância e das tecnologias consagradas para a melhor execução do cuidado é primordial para que se prossiga na busca por uma atenção de qualidade com foco no indivíduo e na comunidade.

▬ Atividades

1) Quais são os obstáculos enfrentados pelo usuário para utilizar o sistema de saúde, ao considerar a Atenção Primária à Saúde (APS) como porta de entrada?

Gabarito: A APS, apesar de ser a porta de entrada do sistema de saúde, pode apresentar obstáculos nas questões de acesso aos serviços pelos usuários. Em primeiro lugar, o desconhecimento da população quanto às especificidades de cada nível de atenção e quanto ao entendimento do sistema de saúde como um todo pode ser um obstáculo. Com isso, para muitas situações de saúde que deveriam ser abordadas na APS, o usuário recorre a serviços de atenção secundária, terciária ou pronto atendimento, perdendo um seguimento de seus agravos crônicos e deixando de fazer prevenção de doenças e promoção da saúde. Por desconhecimento dos fluxos, há dificuldade em entender como fazer matrículas, cadastros e adscrição de clientela por território. O horário de funcionamento de muitas unidades de saúde dificulta o acesso a quem trabalha em horário comercial habitual. Grande adscrição de clientela por unidade dificulta o acesso ao gerar grandes esperas para agendamentos, com filas e consultas agendadas com mais de um mês de espera.

2) Quais são as fragilidades encontradas nos serviços de saúde que refletem no cuidado de pacientes com doenças crônicas na APS?

Gabarito: A alta densidade populacional por equipe em alguns serviços de atenção primária dificulta o acesso equânime e sempre que necessário para o usuário. Nota-se fragilidade no sistema de referência e contrarreferência, implicando dificuldade na coordenação do cuidado. Há, ainda, limitação de tecnologia dura, exigindo que em alguns casos o usuário seja referenciado para a atenção secundária ou terciária apenas para conseguir realizar um exame.

■ Leituras sugeridas

Duncan BB, Schmidt MI, Giugliani ERJ, Duncan MS, Giugliani C. Medicina ambulatorial: condutas de atenção primária baseadas em evidências. 4. ed. Porto Alegre: Artmed, 2013.

Organização mundial da saúde. Cuidados inovadores para as condições crônicas: componentes estruturais de ação. Brasília: OMS, 2002.

Oliveira MAC, Pereira IC. Atributos essenciais da atenção primária e a Estratégia Saúde da Família. Rev Bras Enferm. 2013;66(esp):158-64.

Mendes EV. O cuidado das condições crônicas na atenção primária a saúde: o impacto da consolidação da estratégia da saúde da família. Brasília: Organização Pan-Americana da Saúde, 2012. p 169.

Starfield B. Atenção primária: equilíbrio entre necessidades de saúde, serviços e tecnologia. Brasília: UNESCO, Ministério da Saúde, 2002.

Saúde mental na atenção primária

*Melina Mendonça, Isis Marafanti e
Maria Carolina Pedalino Pinheiro*

 Objetivos

✓ Contextualizar a atenção à saúde mental na reforma psiquiátrica brasileira.
✓ Apresentar a organização do cuidado em saúde mental na Atenção Primária à Saúde (APS).

Introdução

Sabe-se que as doenças mentais são bastante prevalentes na nossa população e, portanto, um dos focos que concerne aos cuidados na atenção primária. Estima-se uma taxa de 51,9 a 64,3% de prováveis casos de transtornos mentais, como ansiedade e depressão, entre os usuários de serviços de atenção primária, o que aponta para uma crescente demanda por cuidados em saúde mental. Diante desse panorama, torna-se imprescindível a ampliação do acesso tanto a tratamento como a medidas de prevenção e promoção da saúde em saúde mental. Ademais, a incorporação de serviços de saúde mental na atenção primária configura-se como a forma mais viável de alcançar esse objetivo, de acordo com a Organização Mundial de Saúde (OMS, 2008).

A inserção das ações de saúde mental no contexto do Sistema Único de Saúde (SUS) contribuiu para a solidificação da reforma psiquiátrica brasileira, bem como demandou a reorganização da prática das equipes de saúde da família no tratamento dos usuários com necessidades no campo da saúde mental. Neste capítulo você conhecerá a estrutura do cuidado em saúde mental na atenção básica atualmente.

Conceitos fundamentais

A reforma psiquiátrica no Brasil é um movimento histórico, iniciado no fim da década de 1970 (século XX), de caráter político, social e econômico. Possui como uma das vertentes principais a **desinstitucionalização**, com consequente desconstrução do tratamento baseado em internações de asilamento do doente mental. A substituição progressiva dos manicômios por outras práticas terapêuticas e a cidadania do doente mental vêm sendo objeto de discussão não só entre os profissionais de saúde, mas também em toda a sociedade.

A reforma psiquiátrica é fruto de maior maturidade teórica e política, alcançada ao longo das últimas décadas, com maior conscientização da sociedade civil organizada.

O movimento aponta as inconveniências do modelo que fundamentou os paradigmas da psiquiatria clássica e tornou o hospital psiquiátrico a única alternativa de tratamento, promovendo a cronicidade e a exclusão dos doentes mentais em todo o país. No entanto, muitos críticos apontam que a consequência da reforma em nosso país foi responsável por uma diminuição brusca de leitos psiquiátricos hospitalares sem o planejamento necessário de estruturação plena de outros serviços de saúde mental – o que teria gerado uma omissão de cuidado a muitos doentes mentais.

Independentemente das possíveis críticas ao movimento, é importante ressaltar que a reforma psiquiátrica torna imprescindível a criação de uma rede comunitária substitutiva do modelo hospitalocêntrico, na qual a atenção primária possui um papel fundamental de identificação, tratamento e prevenção de transtornos mentais e outras formas de sofrimento psíquico, pela sua proximidade com famílias e comunidades.

A RAPS é descrita na proposta de adesão do Ministério da Saúde (MS, 2011).

Atualmente os cuidados em saúde mental organizam-se na Rede de Atenção Psicossocial (RAPS), cujo objetivo é prover ações contínuas e integradas de atenção à saúde mental para a população de determinado território, em diversos serviços definidos segundo área de abrangência e complexidade assistencial.

A RAPS é constituída pelos seguintes componentes: atenção básica em saúde, atenção psicossocial especializada (como o Centro de Atenção Psicossocial [CAPS]), atenção de urgência e emergência, atenção residencial de caráter transitório, atenção hospitalar, estratégias de desinstitucionalização e reabilitação psicossocial (Brasil, 2011).

Cabe às Unidades Básicas de Saúde (UBS) a coordenação da integralidade em seus vários aspectos: desenvolvimento de relações de vínculo e responsabilização do cuidado, territorialização, elaboração de grupos prioritários a partir do risco e vulnerabilidade, integração de ações programáticas e demanda espontânea, articulação das ações de promoção à saúde, prevenção de agravos e vigilância à saúde.

Para articular o diálogo entre CAPS e UBS, a estratégia definida como prioritária é o **matriciamento**, que tem se mostrado um recurso estratégico na qualificação do cuidado, desempenhando papel importante na redução do estigma e no aumento da resolutividade das equipes de Estratégia de Saúde da Família (ESF).

Conforme descrito no capítulo 19, "Apoio matricial e Núcleo de Apoio à Saúde da Família", o matriciamento é fundamental na articulação dos serviços que integram a rede comunitária de cuidados em saúde mental, especialmente na interlocução entre equipes de atenção primária e de centros especializados em saúde mental, como o CAPS. Esse recurso consiste em um processo de construção compartilhada em que duas ou mais equipes criam uma proposta de intervenção pedagógico-terapêutica. Visa a desconstruir a lógica de encaminhamentos anterior, em que o paciente é transferido de um serviço a outro sem uma garantia de continuidade no cuidado e responsabilização da equipe que o encaminhou. Considere que o sistema tradicional de referência/contrarreferência não colabora para uma comunicação regular e eficaz entre os diversos serviços que integram o cuidado de cada paciente. Assim, o matriciamento propõe a horizontalização desse sistema, a melhora da comunicação e da resolutividade e, principalmente, a garantia do cuidado longitudinal e integral ao promover a corresponsabilização das equipes (MS, 2011).

A partir dessa lógica, o sistema se estrutura em equipes de referência e de apoio matricial, sendo que as primeiras em geral consistem nas ESF e, as segundas, em equipes de saúde mental que podem ser provenientes do CAPS, do Núcleo de Apoio à Saúde da Família (NASF), entre outros serviços especializados no cuidado em saúde mental. Seu objetivo é dar suporte técnico especializado à equipe de referência, ampliando e qualificando a ação desta na construção de um projeto terapêutico singular (PTS) (MS, 2011).

São instrumentos do matriciamento em saúde mental: discussões de caso, interconsulta, atendimento compartilhado, visita domiciliar conjunta, construção de PTS, ecomapa, genograma e outros dispositivos que possam ampliar o cuidado a um paciente, ou propor ações territoriais para prevenção e promoção da saúde, bem como educação permanente das equipes de referência (MS, 2011).

O **genograma** é a representação gráfica, por meio de instrumento padronizado, das informações sobre a família e, à medida que vai sendo construído, evidencia a dinâmica familiar e as relações entre seus membros. Já o **ecomapa** é um diagrama das relações entre a família e a comunidade, que ajuda a avaliar os apoios e suportes disponíveis, assim como os contatos da família com pessoas, grupos ou instituições, como escolas, serviços de saúde e comunidades religiosas.

Considerações finais

A atuação da saúde mental na atenção primária tem uma importância fundamental para a construção de uma rede de cuidados capaz de somar o saber próprio da especialidade ao cuidado integral e longitudinal das equipes de saúde da família, propiciando a corresponsabilização dos diferentes atores envolvidos

– equipe de saúde, paciente, família e comunidade. Dessa forma, almeja-se a construção de uma rede de atenção dinâmica, que garanta a articulação dos princípios norteadores do SUS (universalidade, equidade e integralidade) para ofertar não apenas consultas e exames, mas também contribuir para a ampliação da autonomia do indivíduo e sua participação plena na comunidade.

Atividades

1) O que foi a reforma psiquiátrica?

   Gabarito: A reforma psiquiátrica no Brasil foi um movimento histórico, iniciado no fim da década de 1970, de caráter político, social e econômico. Possui como uma das vertentes principais a desinstitucionalização, com consequente desconstrução do tratamento baseado em internações de asilamento do doente mental. A substituição progressiva dos manicômios por outras práticas terapêuticas e a cidadania do doente mental vêm sendo objeto de discussão não só entre os profissionais de saúde, mas também em toda a sociedade.

2) O que significa e como é o matriciamento em saúde mental?

   Gabarito: O matriciamento é a organização do cuidado baseado na horizontalização do sistema de saúde, na melhora da comunicação e da resolutividade e, principalmente, a garantia do cuidado longitudinal e integral ao promover a corresponsabilização das equipes. Seu objetivo é dar suporte técnico especializado, ampliando e qualificando a ação dos profissionais na construção de um projeto terapêutico singular (PTS). São instrumentos do matriciamento em saúde mental: discussões de caso, interconsulta, atendimento compartilhado, visita domiciliar conjunta, ecomapa, genograma e outros dispositivos que possam ampliar o cuidado a um paciente, bem como educação permanente.

3) Qual é o papel da psiquiatria na atenção primária?

   Gabarito: Cabe a ela a coordenação da integralidade em seus vários aspectos: desenvolvimento de relações de vínculo e responsabilização do cuidado, territorialização, elaboração de grupos prioritários a partir do risco e vulnerabilidade, integração de ações programáticas e demanda espontânea, articulação das ações de promoção à saúde, prevenção de agravos e vigilância à saúde.

Leituras sugeridas

Amarante P. O homem e a serpente: outras histórias para loucura e a psiquiatria. Rio de Janeiro: Fiocruz, 1996.

WHO. Integrating mental health into primary care: a global perspective. Geneva: WHO, 2008.

Ministério da Saúde (Brasil). Portaria nº 3.088, de 23 de dezembro de 2011. Institui a Rede de Atenção Psicossocial para pessoas com sofrimento ou transtorno mental e com necessidades decorrentes do uso de crack, álcool e outras drogas, no âmbito do Sistema Único de Saúde. Diário Oficial da União 26 dez 2011;Seção 1.

Índice remissivo

A

Abordagem centrada no paciente na atenção primária, 181-189
    compreender o indivíduo como um todo, em seus contextos, 184
    construção de caminho comum, 185
    explorar doença, saúde e experiência do adoecimento para o indivíduo, 182
    fortalecimento do vínculo entre profissional de saúde e o usuário, 187

Ações
    conjuntas entre Ministério da Educação e Ministério da Saúde, 80
    técnicas direcionadas aos usuários, 71

Acidente (s), 106
    classificação, 108
    de trabalho, 147, 148
        registro de, 151
    de trajeto, 149
    de trânsito, 108
    de transporte, 108
    nas atividades física e laborativas, 108
    profissionais, 149
    relacionado ao trabalho
        consequências, 152
        no Brasil, contexto atual, 149
    típicos, 148

Acolhimento, 200

Adoecimento
    mental relacionado ao trabalho, 158
    processo de, 127

Afogamentos, 109

Agência Nacional de Saúde Suplementar (ANS), 53

Agenda, organização de, 224

Agravos, 91
    inusitados, 92

Alcoolismo, 159

Alma-Ata, 175

Alta, equipe de gestão de, 61

Alteridade, 120, 121

Apoio
    à saúde da família, núcleo de, 192

matricial, 192
  suportes oferecidos pelo, 193
Aposentadoria
  especial, 145
  por invalidez, 145
Arbesto, doenças relacionadas ao, 162
Arranhaduras, 110
Articulação intersetorial, 100
Asbesto, 161, 162
Asfixia, 109
Asma relacionada ao trabalho, 159
Atenção primária à saúde, 122, 181
  atributos, 176
  avaliação, 178
  acolhimento e classificação de risco, 199-203
  cuidado de pacientes crônicos na, 221-227
  financiamento da, 178
  história da, 175
Atendimento domiciliar, 194
Atestado de Saúde Ocupacional, 144
Autogestão, 52
Auxílio-acidente, 145
Auxílio-doença, 144
Avaliação global do paciente na unidade de cuidados
  continuados integrados, 62

B

Baritose, 161
Benzeno, repercussão na saúde do trabalhador, 167
Bipirídicos, 168
Bursite do cotovelo, 156

C

Cádmio, agravos à saúde de trabalhadores expostos,
  165
Campanhismo, 68
Câncer de pele, 163
Carbamatos, 167, 168
CAT (Comunicação de Acidente de Trabalho), 151
Causas externas, 105
  hospitalizações por, 113
  mortalidade proporcional por, 112
Centro de Atenção Psicossocial, 230
Choque
  elétrico, 109
  por raios, 109
Chumbo inorgânico, agravos à saúde de trabalhadores
  expostos, 165

CIPA (Comissão Interna de Prevenção de Acidentes),
  142
Classificação
  de risco, 200
  de Schilling, 149
Clínica ampliada, 193, 218
Coaching, 218
  papel do médico como, 218
Código Brasileiro de Ocupações, 192
Colinesterase, dosagem de, 167
Comissão Interna de Prevenção de Acidentes (CIPA),
  142
Compliance dos pacientes, 218
Compromissos internacionais, 91
Comunicação de Acidente de Trabalho (CAT), 151
Condições crônicas
  de saúde, 221
  modelo de atenção às, 222
  organização dos serviços de atenção primária para
    o atendimento das, 223
Conferência de saúde, 36
Conselho(s), 35
  de saúde, 36
Consulta
  compartilhada, 194
  em grupo, 225
Contratura de fáscia palmar, 156
Controle
  público
    institucional, 34
    social, 34
  social
    avanços, 35
    definição, 34
    do Sistema Único de Saúde
      desafios para o, 37
    espaços que contribuem para o, 35
    no Sistema Único de Saúde, 33
Cooperativa médica, 52
Cromo hexavalente, agravos à saúde de trabalhadores
  expostos, 165
Cuidado (s)
  continuados, 57
    e níveis de atenção à saúde, relação entre, 58
    integrados, 55, 57
  de pacientes crônicos na atenção primária, 221-227
  linhas de, 59
  paliativos, 60
  público-alvo, 59

prolongados nas redes de atenção à saúde do SUS, 58
Cultura, 120

D

"Declaração de Edimburgo", princípios da, 75
Dedo em gatilho, 156
Depressão, 158
Dermatite de contato, 163
Dermatoses ocupacionais, 162
    agentes relacionados às, 163
Descentralização, 30, 44
    Orgânica de Saúde, 41, 43
Desigualdade, 126
Desinstitucionalização, 230
Despesa do INSS, valor por tipo de benefício, 148
Diagrama familiar, 194
Dimensão simbólica, 119
Diquat, 168
Distúrbio no ciclo vigília-sono, 159
Diversidade cultural, 120
Doença (s)
    como processo simbólico, 129
    de notificação compulsória, 90
    do trabalho, 149
        classificação de Schilling, 149
    e agravos, parâmetros para inclusão de notificação compulsória, 90
    osteomusculares relacionadas ao trabalho, 156
    pulmonar(es)
        ocupacionais, 159
        obstrutiva crônica (DPOC), 161
    relacionadas ao asbesto, 162
    relacionadas ao trabalho, 155-172
DOR (doenças osteomusculares relacionadas ao trabalho), 156
DORT (doenças osteomusculares relacionadas ao trabalho), 155

E

Ecomapa, 231
Educação
    em saúde, 207, 225
    sanitária, 69
Ensino médio, reforma do, 77
Envelhecimento populacional, serviços de saúde e, 56
Epicondilite do cotovelo, 157
Epidemia, 92
Equidade, 30

Equipe
    agrupamento, 70
    de gestão de alta, 61
    de saúde, 67
    de trabalho, concepções
        foco em resultados, nas relações e na interdisciplinaridade, 69
        tipos, 70
        integração, 70
        multiprofissional, 69
Erupção acneiforme, 163
Espirometria, 161
Estanhose, 161
Estilo de vida, 219
"Estratégia de Saúde para Todos no Ano 2000", 175
Estrutura hospitalar, 69
Ética médica, 138
Exames complementares, excesso de, 212
Exclusão social, 126, 127

F

Falso-positivos, 212
Fator
    de risco, 106
        medicalização de, 213
    protetores, 106
Ferramentas para o cuidado das condições primárias na atenção primária à saúde
    consultas em grupo, 225
    educação em saúde, 225
    itinerário terapêutico, 226
    lista de pacientes, 224
    organização de agenda, 224
    projeto terapêutico singular, 226
    registro clinico com listas de problemas, 224
Formação médica
    ações conjuntas entre Ministério da Educação e Ministério da Saúde, 80
    legislação pertinente, 77
    questionamento e mudanças no modelo de, 74
Fumos metálicos, 164

G

Genograma, 194, 231
    símbolos utilizados, 195
Gestão do paciente, 60
Gestor clínico, 61
Granuloma de corpo estranho, 163

H

Hierarquização, 31
Humanização, Política Nacional de, 200

I

Iatrogenia
    clínica, 209
    social, 209
Incapacidade
    com afastamento
        inferior a 15 dias, 152
        superior a 15 dias, 152
    permanente, 153
Infecção, 163
Informação
    acesso à, 34
    importância para a vigilância em saúde, 89
Integralidade, 30, 177
Interconsulta, 194
Internação domiciliar, 194
Interprofissionalidades, 70
Intervenções intersetoriais, 100
Intoxicação(ões), 109
    por metais pesados, 164
    por praguicidas, 167
    por solventes orgânicos, 166
Itinerários terapêuticos, 121, 226

L

Lei
    8.142/1990, 36
    de Diretrizes e Bases da Educação Nacional, 77
    Maria da Penha, 101
    Orgânica de Saúde, 41, 43
LER (lesão por esforços repetitivos), 155
LER/DORT, agravos relacionados às, 156
Lesão (ões), 114
    físicas, 114
    por esforços repetitivos (LER), 155
    psicológicas, 114
Linha (s)
    de convalescentes, 60
    de cuidados continuados, 59
    de longa permanência, 60
    "de pobreza", 126
Lista
    nacional de notificação compulsória, 92

    de pacientes, registro clínico com, 224
Longitudinalidade, 177, 214

M

Magnitude, 90
Manganês, agravos à saúde de trabalhadores expostos, 165
Matriciamento, 231
MCCP (método clínico centrado na pessoa), 214
Mecanismo de ressarcimento ao SUS, 53
Medicalização de fatores de risco, 213
Medicina
    baseada em evidências, 214
    de grupo, 52
    integral, 74
    personalizada, 219
    preventiva, 74
Médico do trabalho, 138
Mercúrio inorgânico, agravos à saúde de trabalhadores expostos, 165
Metal pesado, responsáveis por agravos à saúde de trabalhadores expostos, 165
Método clínico centrado na pessoa, 214
Modelo
    assistencial, 27, 30
    de atenção às condições crônicas, 222
        níveis do, 223
    de determinação do processo saúde-doença, 129
Morbidade, 112
Mordeduras, 110
Mortalidade
    cinco principais causas de, 112
    proporcional por causas externas, 112
Multicausalidade, 128

N

Neurointoxicações, 158
Nexo(s)
    epidemiológico, 144
    individual, 144
    previdenciários, 144
    profissional, 144
N-hexano, repercussão na saúde do trabalhador, 166
Nitrofenois, 168
Norma (s)
    Operacional Básica do SUS/96, 178
    Regulamentadoras Trabalhistas, 142
Notificação
    compulsória

critérios para inclusão de agravos como de, 90
lista nacional de, 92-94
das violências, 102, 113
Núcleo de apoio
à saúde da família, 192
categorias profissionais que compõem o, 192

O

Óbito, 153
Organoclorados, 168
Organofosforados, 167
Ouvidoria pública, 35

P

Paciente (s)
compliance dos, 218
empoderamento dos, 217-220
Paraquat, 168
Pele, alterações da pigmentação da, 164
Pensão por morte, 145
Pentaclorofenol, 168
Perda auditiva induzida por ruído ocupacional, 169
sintomas, 170
Pesquisa médica, 138
Pet-saúde, 80
Picadas, 110
Piretroides, 168
Plano Terapêutico Global, 62
Pneumoconiose
de trabalhadores de carvão, 161
fibrogênicas, 161
não fibrogênicas, 161
por abrasivos, 161
Pneumonite de hipersensibilidade, 161
Pobreza, 126
Política
de Saúde do Trabalhador e da Trabalhadora, 136
estratégia da, 137
Nacional de Humanização, 200
Nacional de Redução da Morbimortalidade por
Acidentes e Violências, 100
"Porta de entrada", 177
Postura
defensiva, 37
propositiva, 37
Potencial de disseminação, 90
Praguicidas, intoxicação por, 167
Práticas de saúde no Brasil, 68

Prevenção
na prática clínica, domínios da, 210
primária, 128
quaternária, 209-215
conceito de, 210
ferramentas para uso prático da, 214
secundária, 128
terciária, 128
Primum non nocere, 210
Processo
de adoecimento
macroestrutural, 127
microestrutural, 127
níveis de prevenção do, 128
nacional de regionalização, 45
saúde-doença, determinação social do, 125, 129
Produção do cuidado, 69
Programa
Agentes Comunitários de Saúde, 176
de Controle Médico de Saúde Ocupacional, 143
de Prevenção de Riscos Ambientais, 142
Saúde da Família, 176
Projeto
de Saúde no Território, 192, 193
Terapêutico Singular, 192, 193,226
Promed, 80
Promoção à saúde, 205, 206
Pró-saúde, 80
Prova de função pulmonar, 161

Q

Quedas, 110
Queimaduras, 110

R

Rastreamento, 211
excesso de, 211
Reabilitação profissional, 145
Rede
de Atenção às Urgências e Emergências (RUE), 59
de Atenção Psicossocial, 230
de cuidados continuados
integração da, 60
Reforma
psiquiátrica, 230
sanitária, 27
Regionais de saúde do Brasil, mapa das 436, 47
Regionalização, 30, 46
no âmbito do Sistema Único de Saúde, 41

Registro de acidentes de trabalho, 151
Regulamento sanitário internacional, 91
Relação
    médico-paciente, 187
    profissional de saúde-paciente, 187
Relatório Flexner, 74
Renast Rede Nacional de Atenção Integral à Saúde do
    Trabalhador), 137
Ressarcimento
    ao SUS, mecanismo de, 53
    índice de valoração do, 53
Risco (s), 106
    classificação de, 200
    comportamento de, 106
    fatores de, 106
    sistema de classificação por cores, 201
    situação de, 106
    variantes do, 106
Rocha fosfática, 161
Ruído
    limite de tolerância para, 171
    ocupacional, perda auditiva induzida por, 169

S

Saúde
    condições crônicas de, 221
    conferências de, 36
    conselhos de, 36
    do trabalhador
        no Brasil, 135-140
        Rede Nacional de Atenção Integral à, 137
    equipe de, 67
    mental e trabalho, 158
    práticas no Brasil, 68
    promoção à, 205
    serviços de, 56
    suplementar, 52
    vigilância em, 85-96
Saúde-doença, determinação social do processo, 125
Screening, 211
Seguradora de saúde, 52
Seguridade social, 28, 30
Serviço(s)
    articulação dos, 60
    de atenção primária para o atendimento das
        condições crônicas, organização dos, 223
    de saúde
        envelhecimento populacional e, 56
        municipalização dos, 30
Siderose, 161

Sigilo profissional, 138
Silicose, 161
    aguda, 162
    complicação da, 162
Simples assistência médica, 152
Síndrome
    de Burnout, 159
    do canal cubital, 157
    do canal de Guyan, 157
    do desfiladeiro torácico, 157
    do esgotamento profissional, 159
    do interósseo anterior, 157
    do túnel do carpo, 157
    neurológica central, 167
    nicotínica, 167
Sistema (s)
    de classificação por cores, 201
    de Informação de Acidentes e Violências (Viva), 111
    de Informação de Agravos de Notificação, 111,
        151
    de Informação e Vigilância de Acidentes (SIVA), 111
    de Informação de Mortalidade (SIM), 111
    de Manchester, 201
    de Vigilância de Violências e Acidentes, 101
    público de saúde no Brasil, 27
    suplementar de saúde no Brasil, 51
    Único de Saúde, 27
        controlo social no, 33
        marcos jurídicos da implantação, 29
        regionalização no âmbito do, 41
        repercussões da violência no, 99
Situação de risco, 106
SIVA (Sistema de Informação e Vigilância de Acidentes),
    111
Solvente(s)
    clorados repercussão na saúde do trabalhador, 166
    orgânicos
        intoxicação por, 166
        repercussão na saúde do trabalhador, 166
Surtos, 92
SUS (Sistema Único de Saúde), 27
    história do, 28

T

Tendinite
    da porção longa do bíceps, 157
    do supraespinhoso, 157
Tenossinovite
    de De Quervain, 158

dos extensores dos dedos, 158
Tolureno repercussão na saúde do trabalhador, 167
Trabalho
    coletivo, 67
    divisões
        horizontal, 68
        vertical, 68
    em equipe, 224
    em saúde no Brasil
        histórico
            divisões de trabalho, 68
            estrutura hospitalar, 68
            práticas de saúde no Brasil, 68
Transcendência, 90
Transtorno de ansiedade, 158
Traumatismos, 114

U

Unidade
    Básica de Saúde, 176
    de atendimento, tipos
        cuidados paliativos, 60
        linha de convalescentes, 60
        linha de longa permanência, 60
        linha de média permanência, 60
    de cuidados continuados integrados
        avaliação global do paciente na, 62
        processos de trabalho nas, 63

V

Vigilância
    em saúde no Brasil
        marcos legais, 87

epidemiológica, 86
sanitária, 86
Sistema Único de Saúde e a, 86
Violência, 97, 106
    à mulher, situação de, 100
    autoinfligidas, 98, 108
    classificação das, 107
        segundo o Relatório Mundial de Violência e
            Saúde, 107
    coletiva, 108
    comunitária, 98
    estrutural, 98
    importância do diagnóstico, 114
    intrafamiliar, 98
    interpessoal, 108
    no Sistema Único de Saúde, repercussões, 99
    notificações de, 113
        segundo o gênero e o número de internações por
            causas externas, 114
Visita domiciliar, 194
Viva (Sistema de Informação de Acidentes e Violências), 111
Vulnerabilidade, 91, 106

W

Watchful waiting, 214

X

Xileno, repercussão na saúde do trabalhador, 167

Z

Zinco, agravos à saúde de trabalhadores expostos, 165